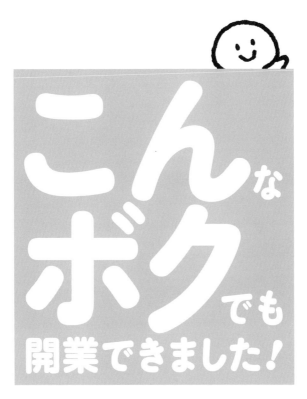

こんなボクでも開業できました！

著

石黒謙一郎
いしぐろ在宅診療所

中外医学社

もくじ

第5章　なに買うどれ買う!?　　　157

イラスト／無料イラスト素材「てがきですの」https://regeld.com/desi

なんで在宅？　なんで開業？

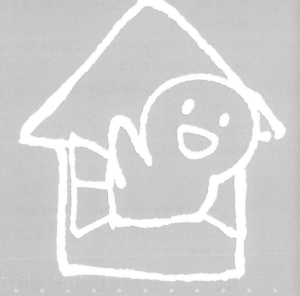

こんなボクでも開業できました！

僕がなんでこんな本を書いたのか？

理由は 2 つです．

● 理由 その① 「開業したい 20 代から 30 代のみなさんを応援したいから！」

開業しようと思ってるとき，僕も応援してほしかったんです！
基本 31 歳で開業って，相手にされなかったり，バカにされたりすることもあります．
そーすると，イヤになっちゃうときもありますよね……
僕もありました．
「やっぱ早く開業するのは間違ってるのかな……」
「まずは一人前の医者になってからって言われてもな……」
「てか，一人前っていつ誰が決めるんだよ……！」
とか思いました．
でも，早く開業して大丈夫な方法もあります．
少なくとも僕は大丈夫でした．n＝1 だけど！

なので，
「ぜんぜん早すぎることないぞー！ 大丈夫だー！」という感じで，
「開業したい 20〜30 代のみなさんを応援したいから！」というのが本を出す理由
その① です．

● 理由 その② 「自分の失敗を活かしたいから！」

僕もいろいろ失敗しました．
じゃあ，この失敗を活かすにはどうしたらよいか．
失敗したままで，ほかっとくのはもったいない！ ですよね．
そうなると僕はもう開業しちゃったので，

JCOPY 498-14816

次に開業するみなさんに活かしてもらうしかないんです！
そうすれば僕が失敗した意味もあるかもしれないと思えます．僕が．笑
だから少しでも参考にしていただき，僕がやっちまったミスを活かしてうまくやっ
てください！
つまり僕が「自分の失敗を少しでも意味のあるものにしたいから！」というのが本
を出す理由 その② です．

以上の理由 ①，② から，この本のターゲットは，
「医学生〜数年目の若手医師で，将来開業を考えているみなさん！」です．
で，この本のゴールは 3 つ．
ゴール ① 「みなさんの勇気がちょっと出る！」
ゴール ② 「いしぐろ在宅診療所に興味をもってくれる！」
ゴール ③ 「いしぐろ在宅診療所に見学にきてくれる！ なんなら一緒に働ける！」
です．

うちで一緒に働いて，より詳しい内容を現場でお伝えして，みなさんが「十分学ん
だな！」と思ったら，ぜひ独立してもらいたいです！
いしぐろ在宅診療所だけでは，在宅医療が必要な全国の方々を診ることは，ぜっっ
っっったいにできないので，みなさんが独立して診ていくしかないんです！
むしろ，よろしくお願い致します！

僕もこういう，応援してくれる，ちょっと先に開業してる先輩っていうのが欲しか
ったのもあります．
あと，小さな理由の 1 つとして「子供たちに『お父さんは 30 歳くらいのときこん
なこと考えてたよ』と伝えたい！」っていうのもあります．
未来の子供たちへの手紙的な．子供たちが，どう思うかはわかりませんが．
というか，そもそも読んでくれないかもしれないし．笑

僕には今，1 歳 8 カ月と 4 カ月の子供がいます．子供見てて思うのは「子供の成
長・発達，すごすぎるっっっつつ！！！」ってことです．
僕なんてぜんぜん負けてます．子供，ほんとすごい．

驚異的な成長力を間近で見せられると，脅威を感じます.

劣等感を感じるくらいです！

子供たちは，１週間ごとにできることが増えていってるし，知恵もわがままも出てくるし，ほんとすごい．「負けてらんない！」と思い，一番パワーもらいます！

で，子供たちが成長していった時に僕も歳を取っていくので，どんどんじーさんになっていっちゃうんだろうなあ～と思っています．

「それはダメだ．あれはだめだ」

「そんなの絶対こうだ．俺にはわかる」

「なんにもわかってないな．話を聞け」

とか，一番ウザくて嫌いな言葉たちをもしかすると言っちゃうようになるのかなあと，ちょっと不安に思ってます．

本当は 30 歳くらいになった子供たちと，今の 30 歳くらいの僕とキャンプで焚き火して飲みながら人生のこととか一緒に話したいです！

成長した子供たちと，今の僕で話したい！

同世代として考え方や思うことを聞いてみたいです！

歳取っても心は若くって，できる人にはできるのかもしれないけど，僕は歳を取って，いろいろ経験して，いろいろ必死に考えて，自分なりの答えが増えていくと，考えが固くなっちゃうんだろうなあと思います．

経験するから，成長するからこその副作用みたいな．

人間ってそういうもんなんだと思います．

でも，30 歳の子供たちと 30 歳の僕での会話なんてできないと思うので，今のうちに 30 歳くらいの僕の考えや気持ちを本にしておいて，子供たちが 30 歳になったら本を読んでもらって，30 歳くらいの僕の考えを感じてもらおうと思います．

そのときの僕は 60 歳を超えてて，どうせ頭固くなって説教っぽくなってます．笑

ということは，聞かされる子供たちも「うるせーなー」ってなると思うし，親子だとなかなか話せないこともあるかとも思います……

ちょっと意味わかんないかもですが，そういう感じです！

JCOPY 498-14816

僕もいつ死ぬかもわからんし．死んでも子供たちに伝えたいことを伝えられるよう
にって感じかな！

というわけで，こんな本を書くことになりました！

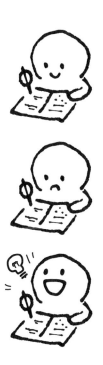

こんなボクでも開業できました！

石黒謙一郎ってだれ？

僕の生い立ちを書きます．

- 1987 年　愛知県豊田市で生まれる「おぼえてない」
  3 人男の兄弟の長男です．
- 学歴です．
  長久手南小学校 → 2 年生から豊田市の元城小学校へ「地元っ子が多く様子見の日々」
  ↓
  崇化館中学校「まあまあ楽しい」
  ↓
  豊田西高校「勉強中心．ふつー」
  ↓
  河合塾「勉強のみ．勝負の 1 年」
  ↓
  藤田保健衛生大学「授業は睡眠．その他はサッカー部．もやもや」
  ↓
  荏原病院「東京を 2 年間社会見学．結論『住むには疲れる』」
  ↓
  聖マリアンナ医科大学病院「迷惑かけても助けてくれるありがたさ」
  ↓
  藤田医科大学総合診療プログラム「満足！　楽しすぎ！　さいこー！」
  ↓
  いしぐろ在宅診療所

て感じです！
こうみると前半はふつーの人で，受験頑張って医学部入学したけどフラフラしてた

JCOPY 498-14816

感じ．で，社会人になっていろいろあって藤田総診に入ってやっと楽しくなってきた人生なんだな，と思います．

僕がなんで医者になったかですが，それは「目標は高いほうがいい！」と思ったからです．
浪人が決まったとき悔しかったし，なんか世間から見捨てられた感じがして「自分って不合格なんだなー．自分ってなんなんだろなー」とか思ってました．
名古屋大学農学部，神戸大学農学部を受けたのですが，全滅だったので浪人することになりました．「どうせ浪人するなら見返してやりたい！」とも思ったので目標は高くしよう！と思ってました．

そこで，河合塾に入学するのですが，河合塾のパンフレットを見ると，
・名大理系コース　　　70万円 / 年
・国公立医学部コース　70万円 / 年
ってなってました．

これをみて「ん？　医学部目指して普通の学部に入る人はいるけど，逆はいないよな……」「じゃあ，どうせなら医学部コースのほうが，お得じゃね？」と思い医学部コースにしました．
なので，河合塾の医学部コースが100万くらいして僕がお得感を感じなかったら，医者にはなってないと思います．河合塾の価格設定！　ありがとう！
それで医学部コースのY2クラスっていう真ん中レベルのクラスに入りました．数学が元々弱かったので，数学克服やー！って感じで4月から夏までほぼ数学のみやってました．それで受けた夏の模試で数学偏差値「47」でした！　そこから数カ月記憶ないです．笑
でもまだ伸びると思って勉強してたんだと思いますが……

で，センター試験の時期になったとき，数学のK先生っていう人がいて，センター数学の授業をやってました．そのときに，
「みんな！　センターなめとるだろぉ．いけるいけるって思っとるだろぉ」
「センターは死ぬ気でやるんだぁ！　そこからしか始まらないぃ！」

「クエン酸飲んでがんばるんだぁ！　では！　ここみてぇー！」
って感じに言ってました.

そのときは「顔が濃いうえに，クセが強い！」としか思わなかったですが，センター数学ならとれるかもなあと思い，センター試験対策のみに切り替えて勉強しました.

そしたら，センターでまあまあミスなく点取れて，藤田保健衛生大学のセンター利用に出願して合格したって感じです.

藤田保健衛生大学のセンター利用の出願も，5万円くらいしたと思うので「紙出すだけなのに高すぎでしょ！」って思い，やめようかと思ってました.

でも「浪人は1年って決めたし，これが最後のセンター試験だったはずだから「まあ，記念に出すか」って感じで出願しました.5万円ケチらずに払ってくれた親に感謝です！　払ってくれなかったら医者になってない！笑

2次試験は，数学が壊滅的に成長してなかったので，歯学部を受けました.

受験日のちょっと前に藤田保健衛生大学のセンター利用の合格結果が出たので，気楽に受験だけして帰りました.

こんな感じで，医学部に受かりました.

まとめると，

- 小さい頃から医者になりたくて！とかではない
- 目標を高くした結果が医学部
- 医学部コースが70万円でよかった
- 浪人1年と決めてたから，センター利用5万円だけど出してよかった

って感じで，医学部に入りました！

なんで在宅？　なんで開業？

なんで在宅？

前回書いたように，医者になりたい！　と思って医学部に入ったわけではなかったので，入学した後も将来のイメージが持てずにいました．

逆に，1年生の病院実習で患者さんを叱責してる先生の姿をみて「え！　こわ！」「なんか，こうなるのはやだなあ」と思っていました．だから，入学してからはサッカー部中心の生活で，将来のことなど少しも考えていなかったです．

そんな3年生か4年生のとき，外部講師の先生方が何人も来て個別授業をするっていうのがありました．そこで在宅クリニックの先生の授業を受けました．いくつかの中から選ぶ感じだったのですが，たしか第2希望くらいで提出して，受けることになったかなと思います．在宅医療なんて知らなかったし，第1希望ってわけではなかったです．

その授業で，先生が病院看取りと自宅看取りの変化のグラフを見せてくれました．自宅看取りがどんどん減っていて，病院看取りがどんどん増えているやつです．そこで先生が「学生さん，みんなどこで死にたいですか？」と聞きました．考えたこともなかったのですが，病院の先生たちはこわい人もいるし，骨折して入院したとき「自由じゃないなあ」と自分でも思ったので「自宅がいいなあ」と普通に思いました．ほかの同級生も自宅っていう子が多かったです．

それを見て先生は「みんなの希望と，現実のグラフが違いますよね．だから在宅医療が必要なんです」ということを言ってました．

そのときは「へー．まあそうだよな」くらいにしか思わなかったですが，なんとなく病院での医療は自分に合わないかもなあ，と思っていたので夏休みとか春休みに

その先生のところに 1 人で見学に行きました．

一緒に患者さんの家を初めて回ってみるといろいろ面白いことがあり「これ，必要としてる人が多いし，自分も楽しいかも」と思いました．

このあたりから「将来在宅医療をやりたい！」と思い始めていました．

何で病院の医療に違和感をもって，在宅医療に興味をもったかは，よくわかんないです．医療関係者が親族に誰もおらず，医療の常識を知らなかったこともあるかなと思います．

学校の授業で「共感的態度」っていうのを教えてもらうんですが，これもあまり好きじゃなかったです．学生の僕には，癌末期の方が来たときに「わかりますよ．つらいですよね」って，声をかけるようなものに思えてしまい，とても変な感じでした．

「えっ，それ嘘じゃん．つらさとか健康で若い医者にはわかんないでしょ」って思いました．

このあたりで，なんとなく授業で教えてもらう医師 – 患者関係に違和感をもってたんだと思います．

でも，患者さんが「家に帰りたい」「家で死にたい」って言ったら，その気持ちは僕と同じなんです．その部分は「共感的」ではなく「共感」です僕にとっては．僕も入院やだし，家に帰りたいし，最期は家で死にたい．

そして「在宅医療で診ている患者さんたちは，将来の自分の姿かもしれない！」と思うようになってきました．自分ならこの状況で何をしてほしいか，何を言ってほしいか．なんなら，なにもせず，なにも言わず，ただ聞いてほしいのか．目の前の患者さんが，将来の自分だとしたらどうか．

これをいつも考えて診療を行っています．

僕が将来，目の前の患者さんと同じ病気になるかもしれないし，同じ状況になるかもしれない．そうなったらどうすればいいか？というのを，目の前の患者さんを通して，いつも学ばせていただいている感じです．

在宅医療は，患者さんと「共感」して「協力」していける環境だと思っています．

JCOPY 498-14816

患者さんの気持ちに，自分に嘘をつかずに寄り添っていける．こんなに自分として
やりやすい形はないと思っています．

まとめると，在宅医療は僕にとって「社会に必要とされること × 自分ができるこ
と × 自分もして欲しいこと」って感じで，今思えば自分が仕事としていくにはと
ってもやりやすい分野でした！　全然そんなこと考えてなかったけど！
「医師 – 患者関係とかその前に，まず人 – 人関係でしょ」って思う僕の感覚に，在
宅医療は合っていました．なんで在宅医療と出会ったかはわかりませんが，ラッキ
ーだったなあと思います．

なんで開業？
在宅医療が合うだけなら勤務医でやっても良いですよね！
でも僕は開業しました！
なぜか．それは「社会に対して自分の存在価値を試してみたかったから！」です．
もともと実家が自営業だったので，なんとなくサラリーマンにはなりたくなかった
です．僕，朝起きれないし．笑

浪人の時は「医者ってサラリーマンっぽくないかもな．いいかもな」とも思ってま
した．
しかし！　研修医になって働いてみると！　めちゃサラリーマン！
僕のところはけっこーゆるくてよかったけど，友達の話聞くとブラック企業のよう
な病院がたくさん！
ここで「まじか！　医者ってサラリーマンなんだ！」と現実に気づきます．
結局，サラリーマンっていう定義も知らなかったんですね．
「スーツ着て，朝早く満員電車に乗って，終電で帰ってくる疲れたおっさん」って
いうイメージだけで決めてたんですねえ……．笑

で！　このへんで，「サラリーマンってなにか知らないくらいだから，社会のルー
ルなにも知らんかも！」と思いだし，いろいろと本を読むようになりました．
まず初めは，自分でも経済学とか全然よく知らないと思ってたので，やさしそー
な，池上 彰さんの本数冊から始めました．

でも！　これがめちゃおもしろかったです！　簡単にまとめてあって，現代のルールの大枠を掴むにはバッチリと思います！　細かいところはいろいろとあるとは思うけど，まず読むならいいと思います．

そこで，資本家と労働者の関係とかを知り，「僕はずっと労働者は，合わないだろうな」と思いました．
勤務医しているときに，他の若手の医者よりも仕事して，いっぱい患者さん診てても，給与が変わらなかったりするとこがあり，そういうのにムカついてました．
給与って病院側が決めてるので，僕の価値を病院側が決めてるってことです．僕のほうが仕事してるのに，まわりと同じ給与なのは，病院側からしたら「同じ価値」ってことです．
ここがムカつきました．笑
「僕は他人よりできる自信がある．けど病院に勤務していたら，病院側が価値を決めてしまう．その評価が妥当かは，誰もわからない」
「でも，僕の仕事ぶりは，もっと価値あるでしょ！」
「だったら！　病院側じゃなくて，世間に自分の価値を決めてほしい！」
と思いました．

世間に価値を評価してもらうには，自分がトップになり，自分で決める立場になるしかないです．
で，僕のことを世間が認めてくれたら本物だし，世間が認めてくれなければタダのバカってことです．
この答えが知りたくて，開業を選びました．
簡単にいうと，自信があって，反骨心で開業した！　みたいな感じです．笑

あとは，たまたま興味を持っていた在宅医療が，立派な建物や医療機器がいらず，初期投資が比較的少なく開業できる点も，ゼロから開業する僕にとってはよかったです．

このへんが，なんで開業したか，です．

JCOPY 498-14816

第 1 章

開業準備は TTP でいこう！

とりあえず日本在宅医学会に参加してみた！

🔊 **Take Home Message**

"JUST DO IT ！"

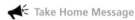

在宅医療について知りたい！　けど，初期研修で病院の中にいてはわからない！ということで研修医 2 年目になってすぐの春に，1 人で第 17 回日本在宅医学会もりおか大会に参加しました．

初期研修医ってほんとに小さい世界で働いているなあと思います．
特に僕は 1 学年 6 人程度の比較的小さな病院で初期研修を行ったので，その病院の先生たちの意見しか聞く機会がなかったです．
とてもいい先生たちでしたし，外科の先生は今でも飲みに連れてってくれるくらい，とても良くしてもらいました．

けど，
「僕，将来在宅医療っていうのをやりたいんです！」
「僕も家で過ごしたいし，それをサポートしていきたいんです！」
と先生たちに言っても，
「ふーん」
「へー」
「往診なんて，まずは一人前の医者になってからだろ」
「儲かるらしいねえ！」
といった返事しかなく，僕的には，「うーん．なかなかスッキリしないなあ……」
って感じでした．

今思えば，在宅医療なんかやったことない先生たちに僕が聞いてたのが悪いんで

す！　そりゃー，みんな勤務医で在宅医療なんてやったことないんだから仕方ない
です．
ほんとに僕が興味のあった「在宅医療」ってモノは，僕の初期研修した病院では誰
も知らなかったってわけです．
でも，当時は病院の先生たちとしか話す機会がないんですよね．飲み会とかで話し
てみても，イマイチな反応しかなく「うーん，在宅医療っていまいちなのか？」っ
て考えにもなってしまってました．

そんな感じで初期研修医１年目を過ごし「このままじゃ，やりたい在宅医療につ
いてなんもわからんぞ！」と危機感を持ちました．でも在宅医療やってる知り合い
なんていないし，どうすりゃいいんだーって感じでした．

ここで！　学会という全国の在宅医療に関わるみんなが集まる会があることを知り
ます！　それまで，学会ってイマイチ価値がわからなかったんですが，このとき初
めて「学会いこ！」と思いました．
誘おうと思う友達もいなかったので，１人で日本在宅医学会へ参加することにしま
した！

盛岡遠かったなー……
東北新幹線はやぶさに自由席がないのも初めて知りました．笑
とりあえず会場に着いて，何もわからないし知り合いもいないのでフラフラしてい
ました．あまり鮮明な記憶はないですが，当時の evernote のメモを見てみると
以下のように書いてありました．
・2030 年　死亡者数　160 万人でピーク
・臨床宗教師　宗教は「杖」のようなもの
・「命があなたを生きている」
・医者の求人　300 万 / 人くらいかかる
・褥瘡エコー
・服薬管理は訪問薬剤師がいる
・慢性期医療を「個別」に「包括的」に
・家族の時計で死亡確認をしている先生もいる

• やること　① 分析　② 明確化　③ 立案執行

なるほど！　めっちゃ勉強してたじゃん！
今考えても「ふむふむ」と面白い内容ですね！　ここで勉強したキーワードを，この後もいろんなところで話して徐々に知識を広めていった感じですね！　今思えば．
このときは，ポスターを見てもよくわからなかったので，シンポジウムみたいなものにどんどん参加してたと思います．
「とにかく，話を聞いてみる」，そんな感じでした．

僕が学会に参加したときにやっていた方法は，
① ポスターは写真とりまくる
② 興味があるものは発表をきく
③ 飲み会に参加する
です．
特に大事なのが，飲み会参加かなと思います．
食事しながら話すって，人間にとって親近感がわくのでよいのかなと思ってます．
知り合いの先生が飲み会していたら，うまいこと声かけて入れてもらう感じです．
つまらなかったら抜けて次の先生の会に参加……みたいな感じですかね．
せっかく交通費かけて来たのに，いつものメンバーと飲んだらもったいないと思い

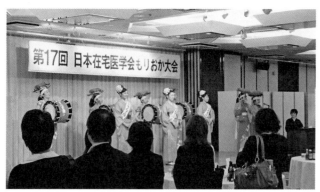

1人で懇親会に参加したときの記念写真です！

JCOPY 498-14816

ます.

でも，コロナウイルス感染症の影響で，最近はこういった飲み会が難しくなってきてますね……今後はどうしたらよいでしょうかね……学会自体もオンラインになってきてますし，オンライン懇親会ですかねえ……

アナログの良いところは「思いもよらない出会い」が多いところかなと思います．ポスターもそうだし，飲み会の隣の人との出会いもそうだし．オンラインはチョイスできて，アーカイブで後から見ることできるのもあるし便利でいいんだけど，自分がチョイスしないものに接する機会が少ないと思います．自分の知らないものに出会うのが結構楽しいので，オンラインだけだとつまらんなあ，と思うのが本心ですね……

興味はあるんだけど何もわからない！ってときは，とりあえず学会に参加してみるのがおススメです！学会ってその分野の本屋に行くような感じかなーと思います．目的のものだけではなく，隣の発表とか思いもよらない知識とか強制的に触れる機会になると思います．あと，学会発表をみて「いいこれ！」と思ったら，その場で「いいっすね！」と伝えて名刺交換すれば基本仲良くなれますし，「今度見学いっていいですか！？」と言うと，大体 OK くれます！仲良くなりやすいのもいいところかなと思います．

在宅医療の学会は多職種なので，ワイワイやってる文化祭みたいな感じがしました．こういう在宅医療業界の雰囲気を感じることができたのも初期研修医の立場としてはよかったです．
「でも，具体的にどこの学会に参加したらいいんですか！？」と思う人もいると思います．
在宅医療に関わる学会としては，
- **日本在宅医療連合学会**（2019 年に日本在宅医学会と日本在宅医療学会が合同して誕生）
- **日本プライマリ・ケア連合学会**

というのが面白いかもしれません.

とりあえずこの2つでいいんじゃないかなと思います.

あとは参加して興味を引く学会があったらそこに入ればよし！

学会が開催する大会などは学会員じゃなくても，ちょっと高いお金払えば参加できます．笑

まずは，そういうイベントに参加してみて，いい感じなら入会してみる！って感じで良いと思います！

僕が開業してすぐに新型コロナウイルス感染症が拡大していきました.

こんなに短期間に世界って変わるんですね……

逆に，こんなときにも変わらないものもあるんだなと思うこともあります.

「適切な想像力」って大事なんだなあとこんなに感じることはありませんでした.

想像力がないと，飲み屋に行っちゃうだろうし，想像力が強すぎると，毎日家中アルコール消毒……

とかになってしまいます.

未知のものに対して適切にリスクを判定して，適切に行動していくって，こんなに難しいんだなと感じました.

そんなコロナ時代に突入したわけなので，僕が書いた「学会に行って飲み会に行け！」っていうのは，もう時代遅れになってしまいました！

時代の流れは早い！ 恐ろしい！

でも，交流がなくなるわけではないと思います.

オンラインで，できることもあるだろうし，オンラインのほうが，できることもあるかもしれません.

終電を気にせずに話ができるとかね.

開業準備の時はとにかく交流して，自分に足りないモノをバンバン取り入れる

ことが大事と思います!

オンラインになっても，どんどん交流すれば大丈夫と思います!
何が起きても，柔軟に対応して，失敗を恐れずにチャレンジしていく．
これがこれからの不安定な未来を生き抜くためにはとっても大事と思います!

みなさんも，いっぱいチャレンジして，いっぱい失敗していきましょう!

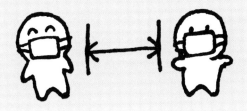

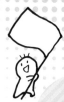

医師免許はどこにいった？

🔊 Take Home Message

"再発行できます！！！　時間かかります！！！"

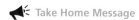

開業準備を進めていると徐々に必要なモノがわかってきます．そして，わかればわかるほど必要なモノが増えていく感じです．

必要なモノのなかで準備が危なかったモノの１つ，それが「医師免許原本」です！

みなさん，いま自分の医師免許がどこにあるか確実にわかりますか？

僕は確実にわかっていました．「実家の金庫の中」だからです．

うちの金庫はでかくて動かせないので，最重要なものはみんなでそこに入れています．

開業準備を進めるうちに「医師免許原本」が必要とわかったので「やっぱ必要なんだー」と思い，実家の金庫を開けました．

医師免許，ありませんでした．

(・_・)　こんな感じです．笑

みなさん，確実にそこにあると思っていたところになかったら，どうしますか？

焦って探しますよね．でも，だいたい焦って探してる時は出てきません．

変なところか探して疲れるだけです．僕は数日間探して本当に疲れたので，みなさんにはいい方法をお伝え致します！

① 開業準備として早めに「医師免許原本」を一度確認する

② なければ「再交付申請」する

です！　そう！　なければ再交付できるから大丈夫！

JCOPY 498-14816

これ知ってるだけで，精神的に慌てなくてすむから良いですね！

これ，僕知らなかったんで，かなり焦りました！

(医師免許が賞状みたいで変な大きさだから，しまっておく場所面倒くさいんだよね……)

あるはずの場所に医師免許原本ない人！　いませんか！？

そんなあなた！　再交付しましょう！　再交付すれば全く何も問題ないです．特にペナルティとかなんもないです．

でも１つ注意！

再交付には２〜４カ月かかります！　だから開業直前に気づくとやばいです！　僕は４カ月前くらいにないことに気づいたのでギリセーフでした……

再交付の申請は保健所で行いますので平日日中しかやってないです．

だから気づいても，なかなか急に勤務をずらして役所へ行くのも大変だと思うので，本当に早く確認しておいたほうがいいです．

再交付に必要なものは，僕がいる豊田市の場合は市役所のホームページに載っていました．

＜再交付＞

- 免許証（破損の場合のみ）
- 住民票（６カ月以内，本籍記載有のもの）
- 収入印紙（3,100 円）
- 罹災証明書
- 印鑑（認印）

以上です．

破損は破れたりした時のやつですかね．僕の場合は紛失なので住民票を取って収入印紙を市役所の中のコンビニで買いました．

罹災証明書とは反省文のようなもので，紛失した理由などを記載する感じだったと思います．僕は「引っ越しの際に紛失したと思われる」と記載しました．実際，実家に置いてあると思っていましたが，下宿に持ってきてるかもしれず，本当にどこ

かわからなかったので，そう記載しました．ここは，それぞれの理由を記載する形で良いと思います．ハンコは認印で OK です．

医師免許再交付

医師免許再交付の話に戻ります！

必要なものを揃え，平日日中に役所へ行けば，医師免許再交付の手続きを取ってもらえます．

「はい．受け付けましたー」程度の軽い感じで受けてくれました．

そこで「えーと，いつ頃に再交付されますかね……」と聞くと「2～4 カ月程度ですね．時期により異なります」とあっさり言われました．

僕は開業 4 カ月程度前だったので，ギリギリセーフで，「あぶね――！　早く気づいてよかったー！　逆に運いいわあ！」と思ったことを今でも覚えています！

そして待っていると 3 カ月くらい経ったころハガキが届きました．

マジで，ただのペラ 1 枚のハガキです．「再交付のやつ届いたので取りに来て」みたいに書いてありました．

ほんとハガキ 1 枚です．

これ間違えて間に入ってて捨てちゃったりしたら……

とか考えるとマジ怖いです……

ハガキを持って役所へ行ったら，確認してくれて「はい．どうぞ」でおしまい！でした．

「医師免許原本　再交付」の話をまとめると，

① **医師免許，いますぐその目で確認しましょう！**

② **あればよし．なければ探さず再交付！　探す時間はもったいない！**

③ **再交付は 3 カ月くらいかかる！**

④ **再交付通知はハガキ 1 枚！　ハガキ来なければこちらから電話確認したほうがいい！**

以上です！

みなさんが僕みたいに医師免許原本のことでドキドキしないでいいことを願ってい

JCOPY 498-14816

ます！
こういうの，マジでだれも教えてくれないからね！　みんなはちゃんと医師免許原
本あるのかもしれんけど！　でもなくしても大丈夫です！　それだけが伝えたい！

あと，新型コロナウイルス感染症の対応で厚生局や保健所が忙しくなってきてるの
で，いまでは再交付にさらに時間がかかるかもしれません！
とにかく早めの準備をおすすめします！

ちなみに，保険医登録票はコピーはいるけど原本を確認される場面はなかったかも
な……

>> 2
「ハンコっていろいろあるの？」

ちょっとハンコについて書きます．
開業準備が進むと契約ごとが増えます．バンバン増えてバンバンハンコ押しま
す．どこに何のハンコ押したかわからなくなるくらいです．

使うのは以下の3種類，
① 実印
② 銀行印
③ 認印
です．
社会一般には常識かもしれませんが，僕ははじめ「認印」と言われてもよくわ
からなかったです．「誰が認めた印鑑なの？」みたいな感じに思ってました．

僕の認識では，
実印は「役所に登録する印鑑」
銀行印は「銀行に登録する印鑑」
認印は「登録しない印鑑」

です！ 間違ってたらおしえてください！

実印は特に高額な契約書などに必要で，とても大事です．
物件の契約や，生命保険の契約，銀行との契約にも必要だったと思います．

まずは，この3つのハンコを揃えることが大事です！ みなさんハンコ買いましょう！ 知り合いのハンコ屋さんがいればそれで良いですし，いないならアスクルとかでも買えます！ 実際僕は認印をアスクルで買いました！ 認印だけどちょっと大きめで「おー」って感じのものにしました．
1万円くらいかな？

ハンコを揃えたら，ハンコの管理が大切です．「絶対なくしちゃダメだけど，必要な時にすぐ押せる！」というところで管理しないといけません！！ そんなの激ムズ！
僕は，はじめ銀行の貸金庫を借りて，ハンコを揃えてしまっていました．ここが一番安全ですからね！ でも！ 貸金庫って，24時間空いてないんです！これって常識なんかな？ 夜に契約するときとか，必要なときにさっと出せずにダメでした．

事務所を借りる前には，カフェなどの外で契約することもあるかと思います．
そうすると，ハンコをけっこー持ち歩くんですよねー……イヤだけど．
結局いつものカバンの中に入れることになるんですが，いつもよりカバンの管理はめちゃ気を使います．盗難は当然ですが，カバンをどこかに忘れないように，日常業務の時や，食事の時，飲み会の時もいつもちょっと緊張してる感じでした．
なんか「大事なものの管理すらできない奴は，開業なんてできんぞ！」という試練のようで，大変でしたが，何とか乗り切りました．笑

「ハンコ」の話をまとめると，
① まずハンコ3つ揃えよう！
② ハンコをなくしちゃだめだけど，さっと使えるように管理しよう！
以上です！

JCOPY 498-14816

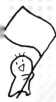

銀行ってすごい！

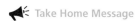

🔊 Take Home Message
"銀行こそコンサルタント！"

「開業したとき，コンサルタント頼みましたか！？」とよく聞かれますが，僕はコンサル頼んでないです．
それに「コンサルタントにお金を払って，相談にのってもらうだけなら，そんなのいらない！」と思っています．僕は．
なんでかというと「もっとWin-Winの関係を築ける相手が他にいるから！」です．
というわけで僕もいろんな人に手伝ってもらいましたが，開業コンサルタントにお金を払って頼んだのはゼロです．これはコンサルがどうこうって話の前に「自分の知らない知識をどうやって手に入れるか」って話だと思いますので，僕のそのへんの考えをお伝えいたします！

自分が知らないことを知る方法！　その方法は2つしかないと思っています！
それは，
① 自分で調べる！
② 知ってる人に教えてもらう！
です！　基本は自分で調べる！で良いと思います！　そうじゃないと気が済まない人もいますし，僕も細かいほうなので最初は自分で調べてました．
でも開業準備ってやること多すぎて「これ，自分で全部調べられないじゃん！」ってことに気づくときがきます！　たぶん！
僕は，けっこう早めにこれがきました．笑

そうなると，

- **自分しかできないこと**
- **自分がすべきこと**

に自分の時間を使い，あとは知っている他人の力をうまく借りるほうが，コスパがいいと思えてきます！　自分で納得できないところは調べたほうが良いと思いますが，「何を自分で調べて，何を自分で調べないか」これを決めるのが，けっこう大事かなと思います.

では，
② 知ってる人に教えてもらう！ときの方法です．それも２つしかないと思っています.
②-1　全体的に教えてもらう！
②-2　個別に教えてもらう！
です！

全体的に教えてもらうっていうのは，本を読むとかセミナーに参加するとか，そんな感じのやつです．開業セミナーとか開業本とか，そんな感じです.
全体としてはこういう流れだよーとか，大枠はこうだよーってやつですね.
知りたいことについて「まっっったく，わかんないぜ☆」ってときは，こういう一般論から勉強するのが良いと思います.
だって，個別で質問することないくらい，ぜんぜんわかんないってときですので.
ちょっと基礎がわかってきて個別で質問したいことが出てきたら，個別で教えてもらえば良いと思います.
「個別相談のほうがいいかも！」って思うかもしれませんが，いきなり何も知らずに個別相談に行くと，相手によっては，こっちがうまく使われちゃうかも？とも思います.

世の中にはいろんな人がいて，何も知らない人をみると「なんだこいつ．なにも知らないじゃん！　カモネギじゃん！」って思う悪い人たちもいるかもなーと思っています.
そこまで悪い人じゃなくても，相手の言ってることがほんとかどうかもわからないし，よりよい方法があるのに相談相手がそれを知らないってパターンもあると思い

ます.

これはリスクヘッジとしてある程度自分にも知識を蓄えて，もしくは信頼できる先輩などと相談しながら，個別の相談を受けるって形にしたほうが，ふつーに安全だと思います！

で！　個別となると1対1の感じになります．こうなると，この人とタッグ組んで頑張ってくぞ！って感じですね.
結局，個別にアドバイスくれる人は絶対に必要になってきます．僕は開業初めてだったので特に必要でした.

で！　「誰に個別で教えてもらうか」，ここがポイントです！
たぶん，ここまで開業準備が進んでくると，タッグを組む候補がいくつかあげられると思います.
僕の場合は，
- **税理士事務所の医療開業担当の人**
- **卸会社の医療開業担当の人**
- **コンサルタント会社の人**
- **銀行の医療開業担当の人**

って感じでした.

僕は，この中から「銀行の医療開業担当の人」とタッグを組んで進めました.
銀行にアドバイスを求めた理由は3つあります.
① 銀行と僕の「長期の利害関係」がある程度一致しているから！
② 実際に在宅医療の知識が豊富で，話が早かったから！
③ 今後事業拡大する場合には必ず銀行との関係性が重要になってくるから！
以上です！

① 「長期の利害関係の一致」

銀行って僕にお金貸すので，僕がやる診療所がつぶれちゃ困るわけです．銀行が考えてることは「診療所がうまくいって，利息をしっかり長く払ってくれて，さらにまた事業拡大するなら，次もうちでお金借りてくれたら，いいなあー」って感じで

す．たぶん．
ここが，僕の中では納得しやすい「長期の利害関係の一致」でした．

コンサルタントでも「5年でこの数値まで達成したらお支払いください！」とかならまだ理解できますが，その場合でも，コンサルタント側が「ここめんどくせーな．あっちのほうがいい案件だし，あっちに力入れよ」と思ったら，ぜんぜんだめかも？とか思っちゃいます．
僕がコンサルだったら「一括で先にドカンと払ってくれて，テキトーにやってても文句言わない先生の方がラクじゃん！」と思いますからね．
達成しなければ返金しますとかあるかもしれないけど，基本的には，一度払ったお金は戻ってこないと思ったほうがいいです．
そこは「払う」って決めた自分の責任かなと思います．戻ってきたら「おおお！ラッキー！」て感じかな．

僕の独断と偏見では，コンサルタントはこのような理解になっていましたので，タッグを組む対象にはならなかったです．
逆に，コンサルタントの良さをもっともっと知っている方がいたら，ぜひ教えていただきたいです！　僕の知らない，コンサルならではのいいところも絶対あるはずですので！
でも僕の場合は，コンサルタントって職業を吟味する眼もなく時間もなかったので，よりよく見えた「銀行の医療開業担当の人」とタッグを組んでやっていきました．

② 「知識が豊富で話が早い」
銀行との「長期の利害関係の一致」に納得できたことに加え，銀行の医療担当者がめちゃくちゃデキる人で話がめちゃ早かったっていうのもポイントです．

初めて僕の資料を渡したときにパパーッと見て「うん．これ，いけますねー．次うちで数字出してきますねー．はい」って感じでした！（※この話は後述）
これには衝撃受けました！　ほんとに！　「お金のプロにOK出されるって，こんなにうれしいんだ！」と思いました．笑

JCOPY 498-14816

この「話の早さ」「共通言語の多さ」は仕事をする上でもとっても大切だと思います．お互いの知識のすり合わせの時間がほぼない感じ．なので，とても建設的な時間を過ごせます．これ，とってもストレスなくて楽しい時間です！

で，銀行って，いろいろとアドバイスくれるんですが，そのほかにもいろんな業者の紹介もしてくれるんですね．
僕は，税理士や卸会社や，内装会社，設計会社まで紹介してもらいました．
もちろんあっちで仲介手数料とか払ってるのかもしれないけど，こっちからしたらそれでも助かります！
その中から，いいところは仕事を頼み，ビミョーなとこはやめたりして，銀行からの紹介で結構いろいろなところに仕事を頼みました．
銀行からの紹介って，なんだか信頼感出ちゃうんですよね．

そうやってるうちに「銀行って，事業計画のブラッシュアップ，実際の融資に加えて，関連業者の紹介とかもやるんだ！」，「銀行の仕事って，融資＋コンサルタントってことなわけか！　なるほど！」と気づきました．
今までは，銀行なんてATMしか使ったことなかったので，銀行の他の仕事とか知らなかったです．ほんと世間知らずですねー．
銀行ってお金貸すだけじゃなくて，事業計画作成も，税理士紹介も，設計士，建築屋，内装屋紹介も，いろいろやってて，事業を共につくっていく，大事なパートナーなんだな！と思いました．

今は事業がうまくいってるので，こう思ってるだけかもしれないですが……
事業がうまくいかなくなったらキツいとも聞きます．
でも，そりゃそうでしょ，って感じです．そうならないように，うまく事業を右肩上がりにしていくことが大切だと思います．

③「今後拡大を見据えて」
最後に，今後事業を大きくしていくには銀行に協力してもらわないといけない！とも思っていました．
何でかというとレバレッジを効かせるためです．

自分で貯金して，そのお金でやることも，もちろん良いです．でもそれでは時間がかかります．

借金って，利子を払えば貯金しなくても，いま貸してくれるってことです．
これって「時間を買う」ってことだと思います．なので「早く拡大したいから借金する」か「借金したくないから，ゆっくりやる」かどちらかだと思います．

僕は，事業を大きくするなら借金したほうがいいと思っています．
なんでかというと，在宅医療のニーズは，日本では期間限定なものだと思っているからです．
人口統計をみても，在宅医療のニーズのピークは，2025 年から 2040 年ごろと言われています．
ニーズが期間限定なら，ノロノロしてられないと思いませんか！？　マリオでスターとったときノロノロ歩く人います！？　みんな B ダッシュするっしょ！　それと一緒！笑

せっせと貯金してるよりも，お金払ってでも時間を買って早くみんなに在宅医療っていうサービスを提供したい！と思っています．そのほうが事業としてもよいし，患者さんも，よりサポートできると思っています．
そうすると借金するしかないんです！

このように将来の事業展開を考えた部分でも，こちらから銀行に今後の目標を話し「今後長くお付き合いしていきたいんですよー．またそのときもおねがいしますねー」っという姿勢をみせるっていうのもありました．
なんと言っても，一番お金を貸してくれるのは銀行と思っています．
今はいろんな調達方法があるけど，僕はあまりそれらに精通してないので……
なので，銀行と良い関係で長く付き合うことがとっても大切と思っています．

以上の 3 つの理由から，僕は「銀行の医療開業担当の人」にアドバイスを求めました！　でも！　銀行ならどこでもいいってわけじゃないんですよねこれが……

僕の結論としては，「銀行の『デキる』医療担当者に話する」これが一番大切かと思います．
「デキる」って人に会えるかどうかは，運かなあ……．もしくは，知り合いにちゃんと紹介してもらうことですね．

とりあえず大事なのは，まずは「医療担当者に会うこと」です．
僕は何も知らなかったので，銀行に飛び込みで相談してた時期もありました．
いきなり窓口に，A4用紙3枚くらいの，ペラペラの事業計画書を持って行き「在宅診療所を開業したいんだけど，どうですか？」とか聞いてました！
これ，いきなり来られた銀行側も困るわけです．
「え，え，えーっと，ど，どういうことですかね？」って感じでした．

今思えばわかりますが，銀行側からすれば，いきなりよくわからんやつがよくわからん紙持ってきて，お金貸してっていっても貸さないですよねふつー．笑
特に，在宅医療の事業計画って珍しいと思うので，多分よくわからないと思います．

なので，はじめに飛び込んだ銀行で言われたのは「うちは不動産系につよいんですよー．お医者さんなら，国からお金借りてやるのもあるし，そっちとかでいいんじゃないですか？」と言われました．
医療担当者にも会えず門前払いでした．というか医療担当いない銀行だったかもしれません．大きい地銀でしたが．
そのときは「あれ！？　お金のプロの銀行にはじかれた！！　この事業計画だめかも！？」とちょっと落ち込みました．

で，ちょっと困ってたときに，僕は上司に相談してみました．
それが，藤田医科大学総合診療プログラムの責任者の大杉泰弘先生でした．
僕は，医師4年目から3年間，藤田医科大学総合診療プログラムに所属しており，当時の家庭医療専門医を目指して修行中でした．
医療のことも勉強しましたが，医局やめて開業する僕の銀行の相談にまで乗ってくれるという医局でした．こんな医局ほかにないと今でも思います．笑

僕が「事業計画とか，わからんなりに作ってみてるんですが，銀行とかに見せても
いまいちなんですよねえ……」と相談すると，大杉先生が「じゃあ，話聞いてくれ
そうな銀行，紹介するわー」と言ってくれ連絡をとってくれました！
大杉先生は，こういうように「医局のためより医局員のため」を有言実行するとこ
ろがすごいと思います！　ふつう医局辞める人間のサポートとかしないよね．

で，銀行との面談当日は，大杉先生も同席してくれました．大杉先生の知り合いの
支店長みたいな人が来てくれて話聞いてくれて「へー．僕じゃわからんので，では
うちの医療担当にすぐ伝えますね」と言ってくれました．
次の時には，医療担当のSさんを連れてきてくれて，僕の資料見てすぐ「うんう
ん．これ，いけますねー」って話になりました．

「なんだこのスピード感！　てかぜんぜん余裕ーっぽいこと言うじゃん！」
「やっぱこの計画いけるんじゃん！　よかったー！」と，かなりうれしかったこと
を覚えています！
というわけで，大事なことは，「『デキる』医療担当者に話する」です．
これが一番大切です．銀行にもいろいろあって，医療部門がそもそもない銀行もあ
るし，医療部門があっても在宅医療のことがわかってない銀行もあります．
とにかく，自分がやりたいことを理解できる人がいる銀行に出会うことが大切で
す！　医療に強い銀行は，先輩とかに紹介してもらうのが一番いいと思います．

僕の経験で思うのは「事業計画がよくても，それを評価できる人に見せないと意味
ない！」ってことです．僕は，たまたま紹介してもらったデキる銀行員にアドバイ
スを受けながら進めていきました．
でもこれも，みなさんの環境により必要な人材は変わると思っています．お金に困
ってないひとは，デキる銀行員ではなく，デキる税理士，デキる卸会社，デキるコ
ンサルタント，などのほうが必要かもしれません．
みなさんに必要な人材なら，だれでもよいと思います．
僕の場合は，自分で開業できるほどお金がなかったですので，デキる銀行員とタッ
グを組みました．

JCOPY 498-14816

このように，デキる人と知り合って，自分の知らないことをどんどん相談していく．これが開業へのステップですね！

実際僕は，このデキる銀行員Sさんとの出会いが，開業準備の中で，一番のブースターになったと思います！

大杉先生！　マジで紹介ありがとうございました！

この話，また後でします．

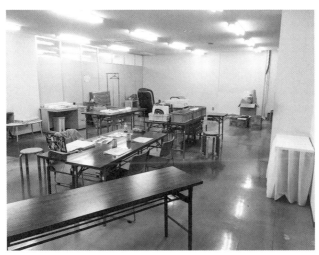

診療所予定部屋の内見！　テナントが出て物置きのようになっている部屋を内見しました．はじめは壁を使おうと思っていたけど，結局壁も天井も外しました！

COLUMN >> 3 「相談で一番大事なのは，相手選び！」

これ，学校で全く教えてもらったことないんだけど，人生を生きていくうえで
トップ 10 に入るくらい大事と思います！
これ，ほんとに，めちゃ大事です！
なのに，誰も教えてくれないんです！
もう，何かの陰謀としか思えないです！
みなさんも気づいてないかもなので，お伝えしておきます！

人は，まわりの影響を受けながら生きていきます．個体としては弱い生き物な
ので，これは当然のことなのかなと思います．まわりと協力して生きていくっ
ていうのが人間だと思いますので．

で，いろいろと悩んだときとか，みなさんも相談したりすると思うんですが，
質問する人を間違えると，ほんとに人生変わっちゃうと思います！

誰かに「これやりたい！」って話ししたときに，
「なに言ってんの．そんなに甘くないよ」
「そんなのできないよ！」
「まあがんばってね．無理だと思うけど」
なんて言葉をもらい，「ショボーン……」となってるみなさん！
「相談した相手は，みなさんがやりたいことを，実際にやった人ですか！？」や
ったことないのに，なんでそんなこと言えるんだよ！って感じなわけです！

やったことないのに否定的な発言をすることは，僕が子供に「サッカー選手に
なるのはほんの一握り！　難しいんだぞ！　やめとけ！」って言うくらい根拠
が薄くて意味のない，低レベルで無責任なことだと思います！

「ロケット作りたいなら，ロケットつくったことある人に聞く！」って聞いたこ
とがありますが，ほんとにその通りだと思います！
相談したい内容に関して，その知識がある人に聞かないと意味ないです！　そ

JCOPY 498-14816

れを見分けるのがとっても重要！　知識がない人からの意見はマジで雑音です！　聞いちゃダメ！笑

ぶっちゃけ，やりたい方向性が決まっていれば計画は適当でよいです！
ちゃんと自分がやりたいことを実際にやっている人を見つけて会いに行って質問すれば大丈夫！　こっちのほうが大事だと思います！

相談相手さえ間違えなければ，身になる答えをくれます！
そうして，バカな質問をしつつ一緒に計画を作っていけばいいんです！
どうせ自分1人で作ったものなんて，たいしたことにならんと思っています．
みんなで作ったほうが，絶対いいモノできるはず！

「自分がやりたいことを，実際にやっている人に意見を聞いてみる！」
これ，ほんとに学校で習わないけど，人生でかなり大事なポイントだと思います！
ほんとこれ，学校で教えたほうがいいと思うけどな．

医師会について

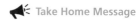 Take Home Message

"地域を支えるためには，医師会と共に！"

医師会には入っても入らなくても，どっちでもいいと思います．医師会に入らなくてもバツもないし，入らなきゃいけないルールもないからです．
僕は，医師会に入らせていただいてます．自分がなにをしたいか？によって決めればよいと思います．

僕が思う「医師会に入るメリット」は，
- **地域を支えてきた先輩方に敬意を示す1つのかたちと思えること**
- **うまくいけば地域を巻き込んで地域医療を変えていけるかもと思うこと**
- **地域の情報や医師会の情報（コロナの助成金など）が入ってきやすいこと**
- **インフルエンザの助成が受けられること**

このへんかと思います．

地元の医師会は，やはり地域医療を支えてきた先生方の会ですので，僕は敬意をもって接するべきかなと思います．
それに組織なので，うまくいけば大きく地域医療をよくする活動ができるかも？とも思っています．

また，地域の情報や勉強会，今では，新型コロナウイルス感染症関連の情報も共有してくれるのでとても助かっています．品不足の時期にはマスクやアルコール消毒も支給いただきました．少しでも支給いただけるのは，ありがたかったです．
あとは，自治体のインフルエンザ予防接種の助成金は医師会に入らないと使えないようです．これはローカルルールかな？　言っちゃいかんやつなのかな？　わかり

JCOPY 498-14816

ません．

逆に，僕が思う「医師会に入るデメリット」は，
- **自分の診療所の仕事よりも，優先しないといけない事案が発生すること**
- **入会金，年会費が高いこと**
- **若く入りすぎると，ずーっと1番下かもな……と思うこと**

このへんかと思います．

うちのように24時間対応の在宅医療をやっていると急な呼び出しが多いです．いつ呼ばれるかわかりません！　ですので「縛られて動けない時間」っていうのが存在するのは，ありえないですし，もし時間を縛られるとなると，めちゃストレスです．

お酒飲まないとか，豊田市から出ないとか，携帯の電波届かないとこに行かないとか，だいたいは自分でなんとかできるものですが，医師会の仕事は，基本「抜けちゃダメ」っていうのがルールになっているので，これをこなそうとするとめちゃ大変です．
というか医師会の仕事中には「往診に呼ばれたから抜けて行く」っていうのがダメなルールなので，「呼ばれないように祈る」しかないです！　ひえー！

1人で診察しながら医師会の仕事もするというのはとても無理ですね．これは24時間対応の在宅医療を提供する診療所が参加可能なシステムではないです．このルールで24時間対応するなら2人以上の医師が必要だと思います．
ですので当院は早々に医師2人体制としました．これなら大丈夫です！

ローカルルールはいろいろあると思うので，それぞれ入会予定の医師会さんへ聞いてみると良いかもしれません．
会費も高かったです．特に初めにかかる費用は，車買えるくらいかかります！
まあ，そういうものらしいです．
あとは，31歳とかで医師会入会してしまったので，当分1番下です．
だからって，なにかすごい仕事させられるわけではないですが，今のところ．

今後の展開は恐怖です．笑

以上のメリット，デメリットがありますが，僕は医師会に入会させていただきました．
僕が医師会に入会させていただいた理由は 4 つです．
① **ちょー地元だから**
② **地域医療を担ってきた医師会の先生方に，敬意を示したいなあと思ったから**
③ **僕がやるのが，在宅医療という新しめのことなので，地域医療を混乱させたくないなあと思ったから**
④ **医師会入会のデメリットを知らなかったから**
以上の理由です．

① ちょー地元だから
まずはこれです．
生まれ育った街ですし，僕が小さい頃予防接種を打ってもらってた先生とかが，医師会の元会長だったりしてました．
まあ，これだけでも地元民として入らない選択肢はないかなあと思いました．

② 先生方に，敬意を示したいなあと思ったから
これですが，① と同じような感じです．
地元だし，診てもらってたし，継続的に地域医療を支えている姿は尊敬します．

③ 地域医療を混乱させたくないから
これがけっこう大きいです．①，② も，これにつながります．
僕は在宅医療という新しいモノを持ってきて地域医療をぶっ壊したいわけではありません．地域医療に「自宅で最期まで過ごす」っていうオプションを付加したいだけです．
なので，そもそも医師会の先生方と患者層が違うんです．

在宅医療自体はとても良い制度だと思っています．
それが，僕が医師会に入らないばっかりにへんなウワサがたち，この地域に在宅医

JCOPY 498-14816

療が受け入れられない状況になるのはイヤでしたので医師会入会以外に選択肢はありませんでした．地域医療を良くしていくためには，「一緒に」というのが大切かなと思います．

幸い，僕の所属する医師会は在宅医療にとても理解があり，医師会全体として在宅医療を推進していこうとしてくれています．在宅医療を行う診療所としては，とてもありがたい環境です．これほど在宅医療を推進している医師会はめずらしい！と思っています．

本当は，患者さんからすると，今までずっと診てくれていた先生が家に来てくれるのが一番と思います．
ですから，僕としては是非とも地域の先生方に，もっと在宅医療を行っていただきたいなあと思っています！
実際に，僕に在宅医療のやり方を聞いてくれる先生もいますので，往診のバッグの中身やレセプトのポイントなど，僕のわかる範囲はすべて共有させていただいています．

しかしながら，地域医療を担っている先生方は1人で外来を行いながら，その休憩時間に在宅医療も行っている，という場合が多いです．そうなると，かかりつけの先生方が在宅で診れる患者さんの数には限りがあります．

そこで！　先生方の限界数以上の患者さんや，重症度が高く，毎日深夜に呼ばれるような患者さんを，24時間365日対応できるチームを作っている「いしぐろ在宅診療所」にご紹介いただくようにしています．

このように，地域の方々や先生方に助けていただきながら，こちらもできることを協力させていただき，持ちつ持たれつ協力していくことが大切かなと思っています．

④ 医師会入会のデメリットを知らなかったから
これは，後で反省しました．
なかなか時間を縛られることもあり，1人で24時間対応の在宅医療を行いながら

医師会の活動に参加していくのは，よっぽど運が良くないと（医師会の仕事中は往診に呼ばれない的な）無理だなあと思っています．

地域の医師会とうまくいかないケースも，もちろんあると思いますが，僕は地元でやるからには，地域医療を担ってきた先生方にも理解していただき，患者さんが困らないように，スムーズに開始したいと思っていました．
実際には，きちんと話せば医師会の先生方は，めちゃわかってくれます．地域医療の最先端で戦ってきた先生方は，むしろ僕よりも在宅医療の必要性を感じているとも思います．

逆に情報が足りず理解できない場合には拒否的になってしまう場合もあるのかなと思います．でもこれって誰でもそうだと思います．ですので，僕は「とにかく在宅医療を理解してもらうこと！」を目標として，地域の先生方に直接会いに行って，ご挨拶をするようにしています．

タイミングとしては，初めて紹介状をいただいたときが多く，先生方の診療の合間の時間を狙って直接お礼のご挨拶に行っています．紹介状の返書と，名刺と，手土産（お菓子）をもって午前診か午後診の終了後を狙って訪問します．だいたいその時間は，他の製薬会社さんとかもいますので，隣で並んで待ったりしてます．
「次の方，どうぞー」って感じで呼ばれて，先生にお会いできたら「とにかく今回は，ご紹介いただきありがとうございました！」と言うことと，どういう患者さんかの申し送りをいただきます．
そこで，僕からは「在宅医療ってこんなこともできるんですよ」とか，「こういう人が適応なんですよ」とか，ご説明させていただき，当院のパンフレットと手土産（お菓子）を置いて帰ります．

実際に，このようにみんな直接会って話をすれば大丈夫と思います！
直接挨拶にいって怒られたことないです．まあ，タイミングとか，忙しそうなときは止めとくとか，空気を読むことは大事と思いますが．
この辺は，サッカー部の先輩対応で学びました．笑

JCOPY 498-14816

また，患者さんから「通院が大変だけど，なかなか，かかりつけの先生に言い出せない」という相談も多くあります．

これも，ご挨拶と同じパターンで，直接相談に行きます．紹介状ではなく「ご相談」というタイトルのコストが発生しない文章を作り，かかりつけの先生へご相談に行きます．

この時のポイントは，あくまで「ご相談」で，在宅医療を「ご検討いただく」という形が良いと思います．

僕らよりも，長年患者さんと付き合っている先生ですので，いろんな経緯を知っていると思います．病状や，今までの経緯も含め，かかりつけの先生へご相談し，在宅医療の適応かどうかご判断いただく，という姿勢が大切かと思います．

これやってれば，怒られることないと思うけどな……

医師会の先生たちとの関わり方は，僕はこうしています．

自分の診療所の患者さんのことだけを集中して診ていきたい！というスタイルであれば，医師会に入らないという方もいると思います．どちらも法律違反ではないですし，どちらの選択でも良いと思います．

自分の診療所を通じて，地域に対してどのような役割を行っていきたいか？が大切かなと思います．

医師会入会の流れですが，僕の地域の医師会は，半年前に入会の申請をさせていただく感じでした．いつまでに申請するかはチェックしておいたほうがいいかもしれません！

入会前に2回ほど面接を受け，経歴，どういったことを行う診療所か，などをお話しさせていただきました．

その後，入会の許可をいただき，書類の作成，会費の納付をさせていただき，入会完了となりました．

開業1年目で参加させていただいたことは，
・各種勉強会，研究会，講演会，班会議（あわせて年10〜15回くらい）
・介護認定審査会（1年間　月2回　平日午後2時間程度）

・休日診療所当番（年2回程度　日曜祝日　日中外来）
・3歳児検診当番（年2回程度　平日午後　2時間程度）
・医師会旅行（年1回）
などだったかな……

医師会の先生方の集まりには，毎回スーツで参加させていただいています．そのほうが良いです．ここは，そういうもんです．
地域に住み，地域を診て，地域と生きていく．そんな尊敬できる先生方が多いですので，いろいろな先生のお話を聞かせていただくと，とても勉強になります．

このような先輩方とお話しさせていただけるというところも，医師会の良いところかなと思います！

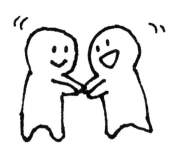

JCOPY 498-14816

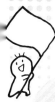

在宅医療開業の TTP について

 Take Home Message

"まずは先輩に追いつけ！"

まずは，TTP ってなにかっていうと「てってーてきにパクる」ってことです！
後発の全てはパクリから始まります！笑

在宅医療は全体から見ればまだまだ進んでいる地域は少ないですが，全国に先駆者の先生たちがいっぱいいます！　先駆者って道が無いところをかき分けていってる感じなので，いっぱいチャレンジしてるし，いっぱい失敗しているはず！

で，改善を重ねに重ねた状態で今があるはずなんです！　そしてさらに，より良くなろうとしている！
こんな人たちが全国を見ればたくさんいるので，この先駆者たちに学ばない方法はないです！っていう感じでバンバン見学に行ってバンバン質問して，どんどんいいとこ取りして来ました！

僕のような後発は，TTP（てってーてきにパクる）がいいと思います！
特に！　在宅医療はエリアが限られる，とてもローカルな業種なので TTP がやりやすい！
なんかいい方法をやってる先生が遠くにいるなら，それを学んで地元にもってくればいいんです！　その先生は遠くにいるのでライバルにはなりません！
つまり！　その先生がその方法を習得するまでに費やした時間，労力，失敗などを飛び越えて，地元にそのやり方をもって来ることができます！
しかも！　見学に行った先生方が近くに開院することは，ほぼありません！

在宅医療はエリアが限られるので，見学に行った先生がライバルになる確率はほぼないんです．そうすると見学先の先生方からすると「見学にきた人にノウハウを教えてもライバルにはならないし全然問題なし！」って感じです．

だから「ききやすい！」「教えてもらいやすい！」「反映させやすい！」って感じでTTPしやすいです！
僕は，開業前にいろいろ1人で見学行ってました．遠いとライバルにならないのもあるし，在宅医療の先駆者の先生方は，けっこう優しい先生が多いので助かりました．
僕みたいなのが「地元の豊田市で，早く在宅医療開業したいんです！」とかいうと，面白がって一緒に食事に行ってくれたり内情を教えてくれたり，めっちゃ勉強になりました！

実際に僕が見学に行ったクリニックと，その感想を僕なりに書きます！

【いしが在宅ケアクリニック】
- 自宅看取りの実績が全国トップクラス．
- 自宅で看取れる！という考えがスタッフ全員に定着しているところがすごい！
- ノウハウを全て共有してくれる姿勢もすごい！

【総合在宅医療クリニック】
- 経営の目線が長い！　100年後とか，そういうレベル！　すごい！
- 長期にわたる理念をもつ大切さを学ぶ！
- 人は常に環境に左右される！　性弱説という考え方を知る！

【みどり訪問クリニック】
- 物品管理！　ここより洗練されたとこは見たことない！
- さらにそれを全部みせてくれる！　ありがたい！
- 家具をIKEAで統一する！　テーマ色を絞る！

【よしき往診クリニック】

- 関西若手開業医の新旗手！
- ゼロスタートから 4 年で京都府で最大の単一クリニック医師 20 人のチームまで爆進！
- 医師会，学会，大学，行政，メディア，JC，ロータリー，企業，あらゆる超法人連携を支える優秀な広報バックオフィスとは？！
- バツイチの星！！

【穎田病院】

- 在宅医療の質！　医師の質の高さ！　教育の大切さ！
- サービス提供の継続には，教育が欠かせないと感じた！
- 在宅医療のイノベーターの精神！

【三つ葉在宅クリニック】

- 開業がめちゃ早い！　それだけで勇気をもらった！
- 分業の極み！　バックヤード管理システムがいい！
- 電子カルテを自分たちでつくるとかやばい．

【たんぽぽ診療所】

- 先駆者の理念！　長い歴史の重みを感じた！
- 見学受け入れシステムのすばらしさ！
- 見学者にここまで手厚く対応しているところは，ほかになかった！

【オレンジホームケアクリニック】

- ソーシャルワーカーが 1 番自由に楽しそうに働いている！
- プロデューサーという役職も新鮮！
- パソコンが全部 Mac で，フロアマットでみんな靴脱いで仕事してる！

【四つ葉在宅クリニック】

- 苦しいときには歯を食いしばり，それでもダメならもっと食いしばる！
- 院長からスタッフへの気配りの大切さ！

• 普通に，母国以外で在宅医療をやってるすごさ．僕ならできない．

【横井クリニック】
• 院内に本物の植物は必要！　絵も大事！　情熱はもっと大事！

【つばさクリニック】
• チャレンジ精神！　専門外でもやってみるという気概！

【湘南なぎさ診療所】
• 非常勤医を数多くそろえた，施設中心の在宅医療！

あとは，僕が働いていた，

【豊田地域医療センター】
• チームで在宅医療を行うメリットとデメリット！
• 在宅で診て，自分の外来で検査して，自分で入院治療して，
　退院後また自分で在宅診にいける，シームレスさは病院ならでは！

という感じでしょうか！
同じ在宅医療を行う医療機関でもそれぞれ強みが違い，目指すモノも違うんだなあ
と思いました．

朝，クリニックでポップコーン作って一緒に食べたり，決算書見せてもらったり，
質問しすぎて怒られたり，統計データとかみせてもらったり，先生たちと食事もし
ながら，ほんとにいろいろと教えていただきました．
だいたい 1 人で見学行きましたが，この時期は楽しかったなあ．

いろいろみて，いろいろなやり方を知ったあとは，それをどうやって自分のとこに
適応させるか！ですね．TTP は「てってーてきにパクる」なんだけど，全く同じ
ことやっても，うまくいかないこともあります．
というか，まず立ち上げたばかりの未熟な組織じゃ，全く同じようにはできないで

すので，TTP は「てってーてきにパクれそうなものを『考える』」って感じかと思います．

うちがパクったのはホントいっぱいあって，感覚としてはいろんなことがあるけど9割パクリです．自分でこだわって考えて作ったものとか，1割くらいと思います．笑

パクリでなく自分のアイデアというか，見学であまり「これだ！」っていうのがなかった部分は，
・トイレはめっっっっちゃキレイにすること
・壁一面の写真ボードをつくること
・壁紙，フローリングは，ちょっと汚れたデザインのにすること
・玄関の看板は A4 のコピー用紙貼るだけくらいシンプルにすること
・天井の照明を 1 本線上にいい感じにすること
・この開業日記を書くこと
くらいかな……

上記以外は，全部どこかからのパクリですね！
うちは「全国いろいろまぜまぜインスパイア系在宅診療所」になってます！
まずインスパイアして，それから，ちょっとずつ自分流になればいいんじゃないかな？　くらいに思っています！

最後に，
パクるときに注意なのは，元祖の先生にひとこと伝えておくことかな？
一応ね！

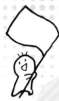

こんなボクでも開業できました！

領収書について

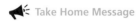

🔊 Take Home Message

"領収書，開業前からの分も使えるってよ！"

とりあえず，開業するかも？と思ったら，領収書を取っておくことから始めましょう！

僕の場合は，これを喫茶店で税理士さんと話している時に聞いたのですが，そのときの喫茶店代1,490円の領収書から，全ては始まりました！
「これ，開業準備の一環かもな」と思ったら領収書を自分の名前でもらっておけばOKです！　細かいことは，あとで税理士さんと相談！

領収書集めのポイントとしては，

- とりあえず全部取っておく！
- 自分の名前でもらっておけばOK！　僕なら「石黒」ですね
- 但し書きは「事業用備品」でOK！
- 食事代なら参加者の名前を裏に書いておく！　実際，どんな会だったか思い出せるように！

という感じです．
心配ならば，一度税理士さんへ確認を！

これ，「開業費」という項目があって，開業準備として使ってお金は経費として認めてもらえるんですよ．あとから黒字になったときに使えるんです．ここが助かりますね．

僕の場合は，打ち合わせの喫茶店代，食事会代などから，本棚，バッグ，聴診器な

どなど，いろいろとありました.

ちなみに，10万円以上は固定資産となるので，開業費には含まれないそうです.
これ，知らないと領収書もらっておけないですから，かなり損です！
とにかく，わからんくても領収書もらっとく！　あとで税理士さんに確認！　が一番正しいです！

クレジットカード明細でいいっしょ！　と僕もはじめ思っていましたが，実際にどれが開業前の費用で，どれが違うのかなど，自分でもよくわかんなくなってきます……

ですので，きちんと開業前の準備に使ったモノは，自分でもわかるように，税理士さんにも説明できるように，きちんと領収書でとっておくのがオススメです！

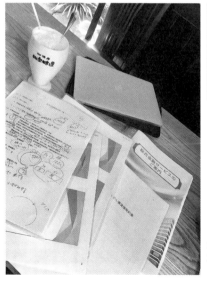
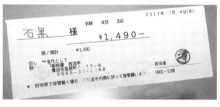

銀行との面談はいつも，勤務していた病院の近くの喫茶店でした！
これは開業準備の1枚目の領収書です！

なにかやるときは「ヒト，モノ，カネ」といいますが，
クリニック開業では「ヒト」が一番大事です！
まず，ちゃんとした医療担当の銀行員さんに会えれば「カネ」は借りれると思います．

で，「カネ」があると「モノ」が買えますし，
一番大事な「モノ」は，みなさんの診療なので，すでにあります．

そうなると，クリニック開業で大事なのは，やっぱり「ヒト」なんです．
というか「ヒト」しかないです．
逆にここさえおさえれば，あとは何とでもなります．

だから，クリニック開業しようと思うときは，
「カネ」とかも大事だけど，それよりも「ヒト」です．
いい仲間を集めることがとっっっっっても大事です！

特に，24時間対応の在宅医療を頑張ろうと思うときは，
まずは一緒にやってくれる「医師2人目」の確保をオススメしてます．
2人目の確保がなく始めてしまうと，どんどんうまくいかないことも……

やっぱり「ヒト」が一番大事！
それ以外はなんとかなる！

それは，
一緒に働いてくれるスタッフだったり，
悩みを相談できる同期や先輩だったり，
バイトで手伝ってくれる後輩だったり，
医療以外のいろんな専門のヒトたちです．

「ヒト」がすべてだと思います．

自分1人じゃ24時間しか使えないし……
自分1人じゃ，たいしたことできないですからね……

だって，1人だったら，
電話が2台同時に鳴っただけで，何もできないじゃないですか！笑
そんなもんなんですよ1人って．

自分でやることにこだわらず，
みんなに上手に助けてもらうことが大事です！

JCOPY 498-14816

第 2 章

だれに相談する！？

開業をタダで手伝ってくれる !?

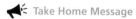 Take Home Message

"どこでもタダで手伝ってくれる！"
"タダなのには理由があるし，それなりのクオリティ！"

開業するときって，実はタダで手伝ってくれる業者は多いです！
それほど，クリニックは今後のいいお客さんってことです……笑
そこをちゃんとわかって give & take でやっていく感じです．

手伝ってくれる業者は，
- **医材料の卸業者**
- **税理士事務所**

が多いと思います．

僕は，どちらにも手伝ってもらいました．それぞれちょっとずつ役割が違いました．というか，卸業者と税理士事務所で，ちゃんと役割分担して協力してる感じと思います．
「ここは任せるから，また違う人紹介してね！」みたいな感じと思います．
でもこれも，上手にわかって使ってあげればいいと思います．

僕の場合「税務」「労務」は「税理士・社労士事務所」に相談．
「診療所の届け出」「医材料サンプル」は「卸業者」に相談でした．
税務でとくに勉強になったのは，"開業前でも経費として使える！"ってことです．
つまり「開業準備してるなら，とにかく全部領収書とっておくこと！」ってことです．
これ，忘れないように！

JCOPY 498-14816

労務では，労務規約を作ってもらい，雇用契約書も作ってもらいます．
これがないと，リクルートもうまくいきませんね．
ちゃんと書面で説明してあげられることが重要と思います．
てことはリクルートのちょい前くらいに給与も決めていかないといけないってことです．

で，税理士事務所と社労士事務所は，ひっついてることも多いと思います．
開業してからの悩みは，税務よりも労務が大きいとも言いますので，税理士事務所が社労士部隊ももっているイメージでしょうか．
はじめは，別途お金もかからずにある程度労務の相談ものってくれるので，ラッキー！と思ってましたが，やっぱり細かい部分やタダで手伝ってもらいにくいところもあり，専門で別の社労士と顧問契約をすることになりました．
なので，うちは顧問契約しているのは税理士と社労士べつべつって感じです．
やっぱり，プロとしての仕事の質を期待するならしっかりお金払うべきです．それだけの理由です．タダもいいですがタダなりの仕事になっちゃいます．
だって，お金払ってないんだもんね．
とくに労務は大変なので，レスポンスよく相談できる社労士がいたほうが良いと思います．

卸業者は，診療所開設の書類に強い人たちがいて，開業お手伝い専門部隊として動いているようです．それで，先生の開業を手伝って，そのあとに本業の卸として使ってもらう感じですね．
でも，とくに全然使わなくても文句言われないし，手伝ってもらうだけでも全然大丈夫です．
僕も実際，大手卸業者に診療所の届け出書類作ってもらいましたが，そのあと卸としては別のとこ使ってます．
それでも大丈夫です．

開業書類は作ってくれるのでラクだしいいのですが，作ってもらった書類は1回自分でチェックしたほうがいいです．僕の場合は住所がちょっと違ってたり，名前がちょっと間違えてたりしてました．

まあ，タダだし，やっぱそれなりの質ですよ！
実際提出するのは自分だし，やっぱ最終チェックは自分でしないといかんなあ……
と勉強になりました！
「プロに仕事を頼むなら，金を払え」これ，結構大事と思います．

医者って，なんでもタダでもらいすぎです．おかしいです！
その分，医者と付き合うのは，相手がメリットあるってことですね．
で，それに慣れちゃうと，結局自分が困ることもあるんじゃないかと思います．
タダってあんまり良くないですよ．
お金って感謝を表せる，とってもいい道具と思います．
お金の動きって，世の中の「いいね！」の"見える化"だと思います．

基本的には，みんながよろこんでくれるものはよく売れ，お金が集まってきます．
みんながそれを「いいね！」って思ってるからです．
サービスもそうです．いいサービスを提供するところは，みんなが集まり，お金が
集まってきます．
逆に，みんなが「いいね！」と思わないものは廃れていきます．おいしくないラー
メン屋とか，売れない服とか……

そう思うと，お金を払うのもコミュニケーションなんだと思います．
それもポジティブなほうのコミュニケーションです．
みんな，当たり前のことをやってたときに「ありがとう！」って言われたらうれし
いですよね？
逆に「そんなの当たり前じゃん」って言われたら，いい気持ちにはならないですよ
ね．

それと一緒で，いいなと思ったり，満足する仕事をして欲しいと思ったりしたら，
しっかり期待と感謝の気持ちを込めて「ありがとう！」ってお金は払うべきです．
しっかり払うと相手も責任感出ます．
やっぱ，これ大事と思います．
一緒に関わっていく人たちが，積極的に仕事に関わってくれるかどうか．

JCOPY 498-14816

「あいつ全然やる気ないし，消極的だ」とか，言いがちですが，積極的に関わってほしい人には，こちらから積極的に接して，しっかりと感謝の気持ちを支払いでも見せてあげたほうが，結局はいい気がします．

お金はコミュニケーションの1つです．
大切なところにはしっかり支払うことが大事かも！

>> 5
「お金ってムズカシイ」

お金はしっかり払いましょうと書きましたが，
払いすぎも良くないらしいんですよね．
お金って難しいですねー……

人間が動くときは，
• 「内的動機」自分の動機
• 「外的動機」外からの動機
に分かれるらしいです．

自分はこれがやりたい！ってのは内的動機で，これやるとご褒美もらえるとか，
罰が怖いからやるとかが，外的動機です．
すると，お金って，外的動機なんです．

外的動機の特徴は，
• 効果は出やすいけど，一時的
• 単純作業で効果でやすい
とかみたいです．

さらに，お金をたくさんもらうと「うれしー！」ってなりますが，次のときに減額されると「はあ！？」ってなります！

これは，プロスペクト理論っていうらしく「人間はもらうときより失うときがインパクトでかい！」ってことみたいです．
お金をたくさん支払い始めると，どんどんそれ以上にしていかないと，
もらうほうが不幸せになってしまうかもしれないんです……
それに，お金をいっぱいもらうと，
「いいことをしたご褒美」のお金だっただったはずなのに，
「お金をもらうこと」が目的にすり替わっちゃうこともあるようです．
せっかく患者さんのために働いてくれるスタッフたちでも，お金の支払い方によっては，モチベーションが下がっちゃったり，お金が目的の人になってっちゃったり……
お金って，とても怖いなあと思います．

でも，まったく支払わないのがいいかというと，そうでもないので，しっかり頑張ったことを認めてあげて，それにプラスして継続的に支払っていけるお金も渡していく．
これがいいのかなあと思っています．

お金って，難しいですね．
いいスタッフたちを育てていくのも，院長の大事な仕事かなと思います．

専門職との仕事のしかた〈銀行員〉

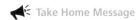

Take Home Message

"質問は，それをわかってるやつにしろ！"

僕の開業準備で，ブーストがかかったときが3つあります．
① **レセプト読める事務さんが決まったとき**
② **看護師さんが決まったとき**
③ **医療担当の銀行員さんと話したとき**
です！

この③の話をします．
在宅診療所を開業しよう！と思い，地域の高齢者の状況とか，ライバルの数とか，何をしたいのかとか，そのへんをだ———っと書いたA4用紙3枚くらいの事業計画書をつくってました．

この原本は，とってあるので，見学に来られたらお見せできます！
内容は，
・豊田市の人口統計
・要介護度3以上の人の数と分布
・在宅支援診療所の数と分布
・ざっくり初期投資
・ざっくり2カ年くらいの収支
て感じです．

それを，一度銀行に見せてみよう！と思い，飛び込みで銀行に行ったことがあります．

当然ですが，門前払い！　あべし！
「うーん，よくわからないですね」
「お医者さんは国からも借りれるんで，そっちでどうですか」
と言われました！　ひでぶ！

そのときは「お金のプロに断られた……！」と思い「この計画ってダメなんかなー……」と思いました．ちょっと落ち込んだかな．

しかしその数週間後，上司の藤田医科大学総合診療プログラムの大杉泰弘先生が「おれ同級生が銀行員だから話してあげるわー」といい「来週来るみたいだから計画書見せてあげてー」とアポ取ってくれました！
ボスすごい！

で，そこに来たのが大杉先生の同級生の方と医療担当の銀行員の方でした．
そこで，別の銀行で断られた事業計画書をそのまま見せると……
「んー，これ，いけますね．次回こっちで数字出してきます」といって持って帰ってくれました！！！

これ，めちゃめちゃうれしかったですよ！！！
一度断られてるから，なおさら！！！
「ほれ！！！　いけるんじゃん！！！」って感じです！！！

その翌月くらいにもう一度医療担当の方が来てくれ，銀行としての数字を見せてくれました．当然，僕が作った計画書よりも厳しい数字にはなってましたが，「ぜんぜん，いけますね．〇〇円，〇〇年で金利〇〇くらいで，どうですか」みたいな感じでガンガン進みだしました！
やっぱり医療担当の人じゃないとわからんこと多いですよね……
僕の担当だった方は医療担当7年目って言ってました．クリニック立ち上げに何度も融資し，在宅中心のクリニックも複数手伝ったそうです．
そりゃあ，話めちゃ早いですよ……．あと，普通に頭良かったです．

JCOPY 498-14816

今考えてみると，飛び込みで銀行に行って断られたのは僕が悪いです！
聞く人間違えました！笑

そこからは，自分としても「プロが見てイケるっていうんだから，これで絶対開業
できるぞ！！！」と思い，目の前の道が，ぶわぁぁぁぁあああ──────────
って開ける感じがしました！！！
こうなると，自信が持て，より具体的に行動出来るようになりました！！！　これ
がとっても良かったです！！！
大杉先生！！！　ありがとう！！！（^_^）b

皆さんも，事業計画を見せたり相談したりするときは，それをちゃんと評価できる
人に聞くことが一番大事です！！！
質問は「誰に質問するか」が一番大事です！！！
ここ，マジ大事です！！！！！

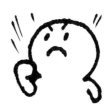

COLUMN >> 6
「藤田総診の上司と仲間」

僕が開業できた理由はいろいろありますが,
大きかったのは,上司や仲間が「応援」してくれたことです.

僕が所属してたのは,藤田医科大学総合診療プログラムで,上司は大杉泰弘
先生でした.
コロナ前はホントに毎月焼き肉を食わせてもらったなあ……
よき時代でした……
大杉先生は,開業を「許可」してくれただけではなく,マジで「応援」してく
れました.
医局やめる人間に対して,普通応援しないよね.

具体的には,
銀行を紹介してくれたり,
開業直前に毎週有休を使わせてくれたり,
上手に患者引き継ぎもしてくれたり……

普通じゃないな!って感じです.
そんな藤田総診については,またあとで書きます!

JCOPY 498-14816

専門職との仕事のしかた
〈社会保険労務士〉

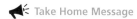 Take Home Message

> **"労務のプロのサポートは必須！"**
> **"レスポンス早いとこを選ぼう！"**

開業するときに「社労士は別にいらないかなー．税理士事務所が労務規約くれるし……」って思うと思います！　僕もそう思ってた！
だけど僕は今，社労士を別で顧問として頼んでいます！
何でかというと，頼んだほうがコスパがいいからです！　医療って，とくに在宅中心でやっていると，かかる経費は「人件費」の割合がでかいです．

で，その「人件費」で特にお金かかるのは「スタッフの入れ替わり」です．
なので結局は，いいスタッフに安定していてもらうのが一番いいんです！
これ結構大事！
僕もはじめ思ってなかったです．
「組織のフェーズによって必要な人材は異なるしなあ」
「変化を恐れずに挑戦する組織にしたいから，ある程度の新陳代謝は必要っしょ！」
と思ってました．でも，人の入れ替わりって思ってる以上にコストも労力もかかるんです……

なので！　できるだけいいスタッフに残ってもらうように，働きやすい環境をつくることが一番大事！
そうなると，働く環境のプロである社労士のアドバイスや面談は必須！と思って顧問契約しました．
毎月数万ですし，レスポンス良く対応してくれるし，感情的になりやすい労務関係の相談も冷静に聞いてくれるので，とても助かってます！

開業準備してるときは「パートさんでそろえて，社会保険払わなくできるといいな……」「常勤で雇うのはこわいしなあ……」とか思って，働く環境を良くしようとか思わんと思いますが，一緒に働いていくスタッフがいないと業務が成り立たんので，スタッフは大事にする以外に方法ないと思います！

うちは，看護師さんとかみんな常勤です．常勤のルールは「フルで働ける人」となってるだけで，働く時間はスタッフそれぞれ事情があると思うので，自分で決めてもらってます．社会保険も労働時間によって決まるだけなので，僕が決めてるものは，常勤の定義だけです．

そりゃあ常勤で雇うのはいろいろリスクもあるしコワいですが，コワがっててもしかたない！
雇われるほうだってコワいんです！
常勤でしっかり雇って働きやすい環境を整えてあげて，スタッフに「ここいいな！ここで働き続けたいな！」と思ってもらうのが一番です！
その，スタッフの安心感が結局患者さんに伝わるんじゃないかと思ってます．
患者さんや，ご家族に「先生のところは，みんな明るくて元気をもらいます．ありがとうございます！」とか言われると，と───ってもうれしいですね！

働く環境が劣悪でスタッフも不安でギスギスしてると，それ患者さんにも伝わりますよね……．伝わってないと言い切れる人がいたら，マジでプロフェッショナル！尊敬します！
だけど，うちではそんなにバリバリプロフェッショナルな人ばかりを揃えられないので，まずはスタッフが安心して働ける環境を整えることからやってます．
できるだけ，スタッフには安心して働いてもらいたいので，そこにはコストをかけ，いいスタッフが残ってくれるようにしています！

たとえばやってることとしては「スキルアップ応援！　ひとり1年10万円！」ってのがあります．これは内容は問わず，みんなの前で一応発表すれば10万円まで自由に使えるって制度です．
よく病院であるのは「学会参加費」ですが，それだけじゃつまらんくないですか？

なので，たとえば「ディズニーランド家族で行った！」とかでも OK にしてます．
みんなの前で「ディズニーランドのホスピタリティ学びました！　患者さんに還元
したいと思います！」とか発表してくれたら，それで OK です！
とりあえずやってみようってことで，実行中です！
スタッフ 10 人くらいいるので，予算 100 万 / 年くらいですが，これでみんなが
少しでも勉強して，こういうのいいなと思って残ってくれたらいいんです！
だって，もし看護師さんがやめちゃったとして仲介会社に頼んで雇ったりしたら，
紹介料で 100 万くらい払うんですよ！
それなら，その 100 万円は仲介会社じゃなくて，診療所のスタッフに使ってあげ
たほうが良くないですか！？

それに，働きやすい環境ならいいスタッフが残るし，さらに，友達を連れてきてく
れたりするんですよ！　いいスタッフの友達なので，だいたい，みんないい人で
す．
さらに友達なら仲介手数料もなし！
だったら！　スタッフの職場環境を良くしたほうが安い気がします！
実際に当院は，スタッフが友達を連れてきてくれて就職になった人が 2 人もいま
す！　これ，めちゃうれしいんです！！！
環境が良くなると雰囲気も良くなるので，僕としても気分がいいです！
雰囲気がギスギスしてると毎日疲れます……

あとは，有休とか取りやすくしたり，診療所をおしゃれにしたり，トイレをとって
もキレイにしたり，ふつーのことですが，みんなが働きやすいように気をつけてや
ってます．

「いいスタッフがやめない」．
これが，在宅中心の診療所では，いちばんコストが安いと思います！
社労士さんとチームになって，ここをがんばりましょう！

あと最後に，社労士雇っていいところは，労務でうまくいかないときに第三者とし
て間に入ってくれるところです．

当事者どうしだと，うまく落としどころがない場合も，労務の専門として社労士さんが入ってくれると，うまくいくことがあります．
一緒にスタッフとの面談に 3 時間くらい入ってもらったこともあります……

労務って民事なので，お互いの納得が全てなんです．
なので第三者として入ってもらうのは，とってもありがたいです！

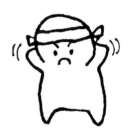

JCOPY 498-14816

専門職との仕事のしかた
〈税理士〉

 Take Home Message

"医療専門に頼む！"

"医療法人化には必須！"

開業するときに税理士は必須です！

税務のことは僕らじゃよくわからんからです！

それに手間も時間もかかる！

なので，そこは専門家に頼みましょう！

税理士の仕事は，

① **開業準備の手伝い**

② **毎月の損益報告**

③ **労務の手伝い**

④ **医療法人化の手伝い**

という感じです

上記のようなことを頼むので，税理士は「医療専門」に頼んだほうがいいです！

何人か税理士と話しましたが「医療やったことありますよ」とか「友人がやってるんでわかりますよ」とか言う人もいます．

それじゃ，ダメだと思ってます．専門に，件数こなしてやっているところに頼むのが，いちばんです．

何でかというと，

• **とりあえず，テンプレくれる**

• **他の医療機関をいろいろ見てきた税理士からアドバイスがもらえる**

医療法人化は，慣れてないとかなり大変

だからです.

医療専門なら，いろいろとテンプレもってます．診療所開設の書類とか，施設基準とか，労務規約とかです．税理士事務所って，医療専門の大きいとこだと，社労士も雇ってたり，提携してたりしてるんですね.
これ，知らなかったけど，そりゃーそうですよね.
税務と労務って関わり深いですからね．なので，ほかのクリニックでも使っているような労務のテンプレも，もらえます．まずもらっておいて，そこから編集していけばいいと思ってるので，これがもらえるだけでも OK と思います.

あとは，困ったときとかに「こういうとき，ほかのクリニックって，どういう対策したりするんですかね？」って話が聞けます．もちろん守秘義務があるので，具体的な名前とかは出ませんが「こういう対策もあるし，こういう考え方もある」という実際の経験に基づいたアドバイスがもらえるのは，とても貴重と思います.

あとは，医療法人化です！　税理士に頼む結構大きなポイントは，④ 医療法人化の手伝いなので，医療法人化するつもりなら，これがわかってる人に頼まないと，あとでお互いに困っちゃうことになると思います.
医療法人化は，書類もかなりめんどいみたいだし，実際どの条件で通るか？などは，現場感覚のところもあるようで，やったことない人に頼めない仕事だと思います.

クリニックの税理士って，それくらい専門性が高い仕事と思います.
こういうところで，経験のない人に頼むと，自分で調べたりしなきゃいけないことが増えたりしてめんどいし，頼まれた相手も大変だと思います.
税務は安定感のほうが大事かなと思ったので，僕は大手に頼みました.

頼み方は，ふつーに医療専門税理士事務所がよくやってる「開業セミナー」に参加しました．そこで，個別面談してもらい，とても良い担当の方だったので，「あなたが担当するなら顧問契約します！」とか言って，そのままずーっとみてもらって

ます．

個別面談の内容がとてもわかりやすく，この人に頼もう！と思った感じです！　言ってみるもんですね！

いろいろと話を聞くと，やはり担当者によって全然ちがいますね……

僕は良い税理士さんが付いてくれたので，ほんと運が良かったです．

今になって思うのですが，セミナーの個別面談って，その会社のデキる人が担当しますよね．

で，デキる人で契約とって，あとはふつーの担当者に回す．これがふつーと思います．

で，僕は，デキる担当者の個別面談のときに「あなたが担当なら契約する！」とか言っちゃったわけです．

あっちからしたら迷惑な話ですよね．

でも，こっちからしたら案外これはいい作戦かもしれません！

結局は，担当者によります．よさそうな担当者をみつけたら，指名しちゃうのもありかもしれません！

うまくいくかわからんけど！笑

で，コストとしては，普通の税理士とそんなに変わらないと思います．たぶん．

毎月数万＋決算30万＝年間100万って感じです．ちゃんとやってもらうなら，これくらいかかりますね．

仕事内容としては，毎月こっちから診療報酬と領収書を送ると，損益計算書を作ってくれて，それをもとに面談しています．

それと，スタッフの労務の書類とかやってくれてます．労務契約書とか社会保険の手続きとかですね．補助金の案内とか，いろんな最近の状況も教えてくれます．

あと，福利厚生の制度を新しく作りたいとかのときに，アドバイスくれます．

僕らって，労務は素人なので，「こういう制度あったらいいじゃん！　楽しいじゃん！」とかで考えちゃうのですが，アドバイスきくと，「こういう使われ方もあるかもしれませんが，それは趣旨にあってますか？」みたいな指摘をくれます．

僕らでは全然気づかない視点だったりもするので，とても勉強になります．
また「同じようなことを他の先生もやったのですが，こうなりまして……」とかの
実際の話は，とても参考になります．

いろいろ話して，じゃあ当院でそれを適応させるにはどうするか？とかを，一緒に
考えてくれるので，ほんと助かってます！
僕らって，ほんとに医療以外は社会人として能力低いんですよね……．知らないこ
と多すぎる……！

毎回勉強です！　労務規約とか，社会保険とか，基本給の考え方とか，休みの考え
方とか……
まったくなにも考えずに勤務医やってたなあ……
としみじみ感じます．
医者って，考えなくてもそこそこやっていけるように，国が報酬決めてるんだと思
います．

で，結果なにも考えずに医療のことに集中できている医者がほんとに多いので，そ
こは，制度作った人すごいなあと思います．医者がみな，お金のこと考えて診察と
か手術とかしてたらイヤですよね．
患者さんのためになるように，国は上手に医者を使ってるなと思います！

税理士との面談ですが，僕はけっこういろいろ話しちゃうので毎回夜にやってま
す．夜7時頃から9時頃って感じですかね．
毎回，診療所の通信簿みたいで楽しいし，いろいろ勉強になります．

やっぱり僕は，税理士は医療専門をオススメします！

JCOPY 498-14816

第 3 章

スタッフを集めよう！

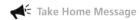

スタートアップメンバーについて〈医師〉

📣 **Take Home Message**

"なんといっても，医師が大事！"

医療は，医師が判断し指示を出さないとなかなか進んでいかない業種です．
ですから，在宅医療を行おうとするとき医師のスタッフがいないと，どうにも始まりません．だから，どの職種も大事なんだけどやっぱり医師は大事です．
で，医師は難しいです……

まずは，リクルートが激ムズです．そもそも母数が少ないのがあります．
そして，こんなゆとり世代のガキが新しく立ち上げるような，今後どうなるかもわからない不安定な診療所に来てくれる医師なんて普通いません！
もし，立ち上げから来てくれるような先生がいたら，いい人すぎます！
将来その先生が，誰かにだまされちゃわないかと不安になるくらいです！笑

また，医師は個性も豊かですよね．
それぞれ自分が成功してきた体験があるので，こだわりが強い人もいます．
それに医師だからといって，みんながコミュニケーション能力高いかというと……
そうでもないです．これは仕方ないと思います．
特に在宅医療では，患者さんの家におじゃまして本人の病気だけでなく，本人の背景や経緯，また家族の背景なども交えて診察を行っていくので，コミュニケーション能力がほんとにめっっっっっちゃ大事です．
僕なんてコミュニケーション能力だけで頑張ってるみたいなもんです！

そうすると「医師」＋「コミュニケーション能力が高い」＋「背景を把握して個別性の高い医療を提供できる」＋「その先生が，自分の所にきてくれる！！！」

そんなこと，そうそうないですわ……

でも，なかなか厳しいのはわかってるんだけど，僕のオススメは「医師2人で開業すること」です！　できれば！

逆に最悪なのは，1人で始めて苦しくてもがんばってがんばって，やっと2人目の常勤の先生キター！と思ったら，すぐやめちゃったり，たまにバイトの先生来てくれるけどいまいちだったり，患者さんが増えてきて，夜間のcallやお看取りが多くなってきて，先生が夜寝れなくなって寝不足で事故しちゃったりとか，ぜんぜん家に帰ってこないから，奥さんとケンカになっちゃったりとか．
開業するみなさんが，心も体もボロボロになっちゃって「も————，在宅医療なんてやめだ！！！」となっちゃうことが，最悪です……

僕が開業前に見学させていただいた，みどり訪問クリニックの姜先生が『訪問診療マネジメントガイド』という本でも書いていらっしゃいますが，「2人目の常勤医が大事」です．
そして，それを早く確保すること．
それが自分の寿命を縮めないために大切です！　ほんとに！
でも，なかなかいないけどね……
24時間365日対応の診療所にしたいなら，グループ診療は必須なので，まずやるべきは2人目の医師探しだと思います．

じゃあ，2人目の医師は，どこから探せばいいか？
僕は「今までに知っている人から見つけること」が大事かなと思います．
たとえば，大学の友達とか，部活の後輩とか「お金じゃないところでの人間関係で，自分と合いそうな人」が，大事です．

なんでかっていうと，お金で来る人はお金でいなくなるからです．もっといい報酬のところがあれば，そっちにいっちゃうかもです．だから「お金じゃないところでの人間関係で，自分と合いそうな人」から選んだほうがいいと思います．
僕の場合，ほんとに幸運だったのは僕より優秀な弟が，一緒に在宅医療開業しよう

と決めてくれたことです！

これ，兄弟なので「お金じゃないところでの人間関係で自分と合いそうな人」です．笑
まあ，合うかどうかは分からんとこがありましたが．でも特徴というか性格というか，お互いに把握できているのは良い点でした．

なので僕は，はじめ医師1人でしたが「半年たったら，弟合流で医師2人になるぞ！」っていうのが決まった状態での1人でのスタートでした．

1人で毎日24時間対応は，まあまあ大変だったですが，
「あと4カ月……」
「あと2カ月……！！」
「あと2週間……！！！！！」
というようにカウントダウン方式だったので，がんばれました！
はじめに活動限界が決まってる感じです．
先が見えてるのは本当に助かりました．

人間誰でも「先が見えない」というのは一番ストレスと思います．
なので，いしぐろ在宅診療所がいまのところうまくいっているのは「最低医師2名確定状態」として経営していけるところだと思います．
これマジで，でかいです．
2枚あれば，攻めもいけるし，守りにシフトもできます．
「医師2名」これがまずは1つの目標かと思います．1人と2人って，ほんとに違います．僕の場合は，医師1人でスタートの半年間は，けっこう大変でした．

週の半分くらい診療所のソファーで寝て，風呂に3日間くらい入れない時もあって，いろいろあって体重6kgやせて，みたいな感じでした．笑
ゼロからのスタートって，最初ほんとにやることが多くてマジで時間ないんです．
僕もスタッフも何やったらいいかわかんないって感じ．
全部能動的に調べていくことからはじめました．

JCOPY 498-14816

この時期の僕のスケジュールは，

・朝 4 時頃に仕事はじめる
　　　　↓

・9 時頃スタッフが来るので診療所としての業務開始
　　　　↓

・18 時に業務終了でスタッフが帰る
　　　　↓

・まずはその時点で力尽きてスタッフが帰った瞬間に診療所のソファーで寝る．笑
　　　　↓

・20 時ごろ起きる，仕事再開
　　　　↓

・3 時頃まで診療所で仕事し，診療所のソファーで寝落ち
　　　　↓

・振り出しに戻る

みたいな感じでした．

で，プラスで，この間に往診呼ばれたら 1 人で 24 時間対応してました．深夜の往診後は，眠すぎて危険を感じ，何度コンビニの駐車場で寝たか．
往診あるあるかもですね．
あと，ご飯食べると眠たくなって仕事できなくなるので，それがイヤで食事あまり食べてませんでした．ハングリーだと頭まわりますよ．僕はですが．
昼ご飯は柿の種 1 袋（6 パック入りのやつの 1 パック 100 kcal くらいかな？）とかでした．そりゃ，痩せるわな．

で！　そんな感じでがんばってたのですが，弟が合流して 2 人になり，10 kg 太りました！笑
今では，診療所で泊まることはほぼゼロです！　オンコールじゃない日は，日中の仕事が終わればさっさと家に帰り，家族でごはん食べて，そのあと 1 歳の子供を風呂に入れて，子供が寝たら奥さんと一緒にアイス食べながらダラダラしてます！

こんなに，QOL 違うんです！

なぜか！　それは！　「医師2人」だからです！

実感として，こんなに違うんだ！と思ってます．2人目の医師を，開業し始めてから探すのはそりゃーめちゃ大変ですが，そこに時間と労力を投資する価値は絶対あります！

2人目の医師の探し方ですが，今からできる方法を，みなさんにお伝えします！

やることは3つ！

① 自分の事業計画をしっかり考えてプレゼン資料つくる！

② 仲のいい先輩後輩にちょいプレゼンしまくる！

③ 2人目の医師にはガッツリ報酬あげる覚悟をする！

以上！

まず①．自分の事業計画をしっかり考えてプレゼン資料つくる！

これがないと何も始まらないです．

自分である程度作って，デキる銀行の医療担当者と一緒に事業計画にすればいいです．これって，まずは「自分が1人目のリクルート対象の医師」って感じなんです．自分が働こうと思う理念，目標，数字などを，納得できるまで作っていくのが大事かな．

次は②．仲のいい先輩後輩にちょいプレゼンしまくる！

誰が一緒に働いてくれるかはわからないので，とにかく声かけます！

ここは恥ずかしいとかナシ！　恥ずかしくて言えない事業計画なら，自信持てるまで練り直しです！　初めはうまくプレゼンできないかもですが，30人くらいにプレゼンしたら，徐々にうまくなりますよ．たぶん．

最後③．2人目の医師にはガッツリ報酬あげる覚悟をする！

ここ大事です．

来てくれる前は「お金もしっかり払うからぜひきてくれ———！」って思いますが，いざ来てくれるとなると「給料払いすぎるのもなあ……」とか思っちゃうかもです．こういうの，人間らしくて僕はおもしろいなあと思いますが．

でも，ここは「2人目の医師にはガッツリ報酬あげる」べきです．

自分と同じくらいあげればいいと思います．実際，いしぐろ在宅診療所も副院長の弟と 50％ずつ折半です．
長期の退職リスク回避を考えるなら，絶対そのほうがいいです．安定して長くいてもらうことのほうが価値があります．
経営的にも心理的にも絶対そのほうが健康です．
医師の安定は診療所の業務の安定に直結します．そうすると，診療が安定して継続し，結局患者さんのためになるんです．

それに自分を信じて飛び込んできてくれるんだから，それくらい当然と思います．
これがブレないように，初めから「2 人目の医師にはガッツリ報酬あげる」と覚悟しておくことが大事と思います．

この①②③をやってみるしかないかな，と思います！　常勤 2 人目の医師は，さすがに紹介会社通じてではなく，知り合いがいいかと思うので．

で，医師を 2 人にするタイミングですが「開業開始時から 2 人体制で，いろいろ試行錯誤しながら作り上げていく」これがいいかなと思います．

でも「あとから合流」も悪くないです．
むしろ，院長と 2 人目医師という立場がしっかり分けれるし，初めは医師を使うコストがかかりすぎるので，患者さんが増えてきた途中からのほうが効率的ではあります．
それに，来てくれる側のことを考えると，途中からのほうが入りやすいと思います．実績がみれるので，報酬などにも説得力があると思います．
たとえば，大学の同級生とか，後輩とか，「まず僕が 1 人でやるから数字見て，よければ 1 年後に合流な！」って約束ができるくらいの感じになっておくと，よいかと思います．

2 人目の医師って，それくらい大事です．
在宅医療で 24 時間 365 日やろうと思うときには，一番大事なポイントだと思います．

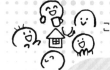
スタートアップメンバーについて 〈看護師〉

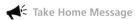 Take Home Message

"対象はやはり，職場の同僚です"

"自分のやりたいことの short プレゼンを準備！　３秒で iPhone 見せられるように！"

"行動変容の，無関心期 → 関心期 → 準備期 → 実行期 → 維持期を理解しておく"

"100 人声かけたら，90 人無関心，10 人関心 → ２人準備 → １人実行という感じ"

スタートアップの看護師さん，これもとっても重要です！
とりあえず声をかけまくるしかないです！！
「先生！　開業手伝わせて下さい！」なんて，だれからも言っては来てはくれません！
とにかく黙っていてはダメ！　数打たないとダメです！

それでは，どうすればいいか？　まず対象は職場の看護師さんが一番です！
仕事の仕方やコミュニケーションの取り方，なんとなくの人柄までだいたいわかっているからです．
それは就職してくれる側からも，そうだと思います．全く知らない先生より，病棟で一緒に働いたことがある先生のほうが，就職するほうも少しは安心と思います．
就職する側のことも考えてあげることが案外大事です．自分が必死だと，どうしても忘れがちになっちゃうけどね．

そもそも！　看護師さんが，勤務している病院をやめて小さな診療所の立ち上げに

参加するなんて普通しないです！
特に立ち上げは「実際の働く環境」を見せることができません.
スタートアップメンバーのリクルートで提示してあげられるのは「書面でのルール」と「気持ち」です.
それしかありません！笑
ですからそこは，なんで開業するのか？　なにをしたいのか？　など，自分の「気持ち」をしっかり伝え「なんかおもしろそうだな！」「この先生なら一緒に働いてみようかな？」と思ってもらうことが大切です！

また，来てもらうスタッフの給与は，今の職場とできるだけ落差がないように考えたり，落差があったりする場合には，しっかりはじめに説明して納得してもらうことが重要です.
「給与の話は，必ずしっかりしておく」「労務規約をつくり，労働条件通知書・労務契約書をきちんと結んでおく」これはとても大事です.

労務規約は看護師さんのリクルートをする前に作っておくのが理想ですが，僕はリクルートと並行して作っていきました.

労務規約の作り方は「まず TTP（てってーてきにパクる）から」です！
開業を手伝ってくれる業者の方からテンプレもらいましょう！　だいたいみんなもってます！　そうすると，どのクリニックにも当てはまるように，なんとなく上手につくられた労務規約を手に入れることができます！　やったー！

でも，どこにでも当てはまるように書かれているので，なんとなく自分の考えと違ったり，これよくわからんなあとなったり……ってことも多いです．そこを適宜自分の診療所に合わせて直していく感じですね.

労務規約の考え方ですが「初めから完璧なモノ」ってより「徐々に update して作り上げていくモノ」って感じみたいです．診療所の規模によってもいろいろ違うし，時代の変化に合わせていかないといけないとこもあります.

たとえば，うちでは新型コロナウイルス感染症対策としてテレワークを導入しないといけない状況になったので，テレワーク業務規定っていうのを付け加えました．こんなの初めからは想像できないです！　状況に合わせてスタッフの意見も聞きながら，社労士と相談しながら「労務規約は update していくモノ」っていう意識は大事かもしれません．

で，スタートアップメンバーをリクルートするときに大事なのが「プレゼンテーション」です．自分の人柄も大事ですが人柄だけでは足りません！　人を行動に導くようなプレゼンが大事です！
プレゼンの目的は「当院のスタートアップメンバーとして参加してもらうこと」です！　これだけです！
なので，何度も食事に行って，ただただ「いい先生」になってるだけでは意味がありません！　しっかり相手の行動変容を起こしていくことが大切です！

行動変容からすると「無関心期」と「関心期」はアプローチが違うのですが，病院で看護師さんをリクルートするときは相手が「無関心期」か「関心期」か不明です！
ですから現状はどっちかわかりませんが，とりあえず「関心期」に移行してもらえるようにプレゼンすることが大事です！

プレゼンはタイミングとシンプルさが大事と思っています．
ですから僕は数枚のプレゼンテーションを PDF ファイルにしておき，iPhone に入れておいて，いつでもプレゼンテーションが始められるようにしていました！
タイミングとしては，夜勤中のちょっとした時間とか昼休みとか，コンビニ並んで待ってるときとかエレベーターの中とかですね．
知り合いの看護師さんにあったら「うっす」だけじゃなくて「そういえば，僕もうすぐ在宅医療で開業しようかと思ってるんだよねー」って，とにかく話してみることが大事です！
そこで質問してきてくれる看護師さんがいたら「お！　また食事でもしながら話そうか！」となります．そうなったら，とてもうれしいですね！

JCOPY 498-14816

では実際にどうやって看護師さんリクルートをするか？　実践編です！
まずは！

【① 「無関心期」「ちょい関心期」の人たちへのアプローチ！】

ある日の昼休み……

最近ちょっとダイエット中だし昼は軽めに，院内のコンビニのサンドイッチくらいにしとこーかなー，ってときにエレベーターで同じ病棟の看護師さんに会ったとします．

「あ，お疲れ様ー．あの患者さん調子どうかねえ……」とか声をかけながら，

「そういえば，〇〇さんて，何年目なんですかー？」「同期とか，だれになるんですー？」とか聞いてみます．

で，「へー，同期はみんな今なにしてるんですかー？」とか聞きます．

そうすると，だいたい「何人か，やめちゃった子とかいますよー」とかなります．

3年目以上の看護師さんなら，ほぼこうなります！

そこで！　「そうなんですねー．やめたあととか，みんなどうしてるんですかー？」とか聞いてみると，「主婦の子もいるし，夜勤がイヤでクリニックに行く子もいますねー」とかかえってきます．

だいたいこうなります！

そこで，「そうなんですねー．〇〇さんはまだ病院に残る感じですかー？」って聞きます！

ここまではだいたいこうなります！笑

ここからが個別です！　〇〇さんの答えに対してこっちのアクションを変えます！

① 「まだぜんぜん残るつもりですよー」
　⇒ 残念！（＞_＜）終了！

② 「うーん，じつは迷ってるんですよねー……．やめるのも大変ですからねー」
　⇒ 脈あり！（^_^）b

て感じです！笑

②の場合の答えはこれです！
「そうですよねー．みんなに迷惑もかけられないですしねー」
「僕もいろいろ考えてるんですけど，医者もなかなかやめるの大変なんですよねー」
「お互い，やめられそうになったら，どうやったか教えあいましょうかー！」

こんな感じです！
そして，ここでいったんリリース！　ここで LINE 聞いたり押しすぎたりしないほうがいいと思います！　がっつきすぎると怖いですので！
で，ちょっと期間空いてから，またその看護師さんと会ったりしたら，「お！　最近どーですかー？」「僕は一応開業準備してますよー！」とか話していく感じですかね！

そこで興味持ってくれれば一緒に焼き肉とか行って話すって感じかな！
1 番初めの導入としてはこんな感じかと思います！
ここで！　行動変容で大事なのは「無関心期には，水をあげ続けること」と思います．無関心期には何言っても微妙な反応です．
だって興味ないんだもん．そうですよ.

でも，病棟看護師さんに，ちょこちょこ上記のような会話をしてみて，ほぼみんな無関心期だけど諦めずに話し続けてみて，その中から「ちょい関心期」のひとを探す！ってことがとっても大事です．
だいたい，100 人くらい声かけたら，10 人くらいが「ちょい関心期」かなと思います．その人たちは「興味あるかも！」と言ってくれますが，当然お世辞も十分に含まれております！
なので，100 人くらい声かけたら，実際に食事に行ってがっつり話すのは，2 人くらいかな．確率としてはそんなもん，と思っておくと，心が折れなくて良いと思います！

次は！

【②「関心期」の人たちへのアプローチ！】

ここでいう関心期の人というのは，退職に興味があるひとたちです．
この時期の人たちには，具体的な労務条件の提示が大切になってきます．
ここでは「給与」「休み」「やりがい」が大事です．

この辺をちょっと考えておいて，ちょこっとした時間にちょこっとプレゼンしてみる，っていうのが「関心期」には大事と思います．
で，興味が強そうなら焼き肉に誘ってみて「いいですねー！　いきましょう！」となってくれたら，「関心期」から「行動期」へ変化しているので，この時期のアプローチは成功！と思います！

とりあえず，こういうときの焼き肉は，鉄板です！笑
せっかく行動期になって来てくれる方ですので，是非いつもより，ちょっといい焼き肉に連れて行ってあげましょう！

次は！

【③「行動期」の人たちへのアプローチ！】

ここまでよく頑張りました！
ここへ来てたら，相当その方は就職してくれる確率がかなり上がっています！　たぶん！

いろいろな人に話して，ここまで話を聞いてくれる人は2%くらいだと思います．
話を聞きに来てくれただけで感謝……！ですね！
あとは，うちで働いてくれるように，交渉です！
ここでも，大事なのは「給与」「休み」「やりがい」と思います．

イメージとしては「給与」「休み」というベースの上に「やりがい」という情熱部分がのる感じですね！　「やりがい」だけではメシは食えないし「給与」「休み」だけではスタートアップの大変な部分は乗り越えられないと思います．
このへん，うちはこうしています！

では，以下で説明していきます！

まずは「給与」に関してです！　給与は，
- **地域の相場を調べる**
- **対象者の現在の給与を教えてもらう**

で決めました.

まずは，まわりと比べて給与が低すぎたり，高すぎたりすると，うまくいかないと思います．なので相場通りの給与にするほうがいいです.

理由は 2 個あります.
① **給与の優先順位が高い人は給与を求めていなくなる**
② **給与高すぎると，もともとは違っててもお金が目的になっちゃうことがある**

①はわかりやすいと思います．人によって優先順位は違うので，それはそれで良いと思いますが，診療所としては，よいスタッフに長く働いてほしいので給与の優先順位が高い人は避けたいです.

②は，行動経済学の本で知ったことで「アンダーマイニング効果」というみたいです.「もともとは内的動機でやってたんだけど，強すぎる外的動機が加わると，そっちにひっぱられて行動変わっちゃうことがある」ってことだと理解してます．僕は.
この場合，高すぎる給与っていうのが強すぎる外的動機です．内的動機と外的動機を上手にバランスとっていってあげるのが大事と思います.
給与の相場は，自分で indeed とかみて調べました.
いろいろと勉強になりますよ！

僕は一応，相手の給与面で下がりすぎるのはやめてあげたかったので，本人に説明して，前職の源泉徴収票をみせてもらいました．これは賛否両論あり，どっちでも良いと思います.
結局は食事に来てくれたら，そこでより具体的に「こちらで相場通りに決めた給与

を書面で提示する」がいいかと思います.

次は「休み」に関してです！　これもわかりやすくしてあげるのがいいと思います.
勤務時間に関しては，当院でスタッフの評判がいいポイントをあげると，

- 9〜18 時，月〜金曜日にフルで勤務できる人は全員常勤
    - →「常勤として働けて，なんか安心！」
- 朝 9 時出勤
    - →「朝ゆっくりできていい！」
- 夕方 6 時退勤
    - →「夕診察とかなくて，早く家帰れていい！」
- 昼休み 1 時間
    - →「クリニックだと 2〜3 時間中休みがあるが，休み時間の使い方難しいし，その分夕方診察などで遅いので，それよりいい！」
- 毎週土日休み　祝日休み
    - →「しっかり休めていい！」
- 夜勤なし　休日出勤なし
    - →「ON / OFF が切り替えれていい！」

などですかね.

これ，知らなかったんですが，常勤，非常勤は診療所が決める感じみたいです.
定義ってあんまりないみたいなんです！　知らなかった……
社会保険などは常勤もパートも区分けなく，時間で入るように決められてます.
なので「パートだから社会保険入らないでよい」とかないんです.
働く時間のみが判断基準なんです. こんなことも知らなかったです……
となると常勤ってなに？って話です. メインは診療所としての福利厚生をどれくらい対象とするか？の範囲くらいかなと思います.

当院は有給休暇をパートさんもありにしています. 夏休みもパートさんもありにし

ています．そのほうがパートさんも働きやすいし，パートさんだから夏休みなくて
いいとか，そういう考えあんまり好きじゃないんです．パートさんはパートさんな
りにとても頑張ってると思うので，しっかり給与もらえる休みを常勤と同じように
付与しています．

当院で非常勤と常勤でちがうのは「賞与」です．賞与は常勤のみです．
なぜかというと，賞与は「継続的に働いていただいたスタッフへの感謝とこれから
の期待のかたち」と考えているからです．
継続的というところがポイントですので，パートさんよりも常勤スタッフの方が継
続性は高いと判断し，そこを評価するための賞与は常勤のみに付与しています．
これはパートさんたちにもしっかり説明しています．
こういう説明とか，こっちからはじめにちゃんとしておくことが大事です．

最後は「やりがい」についてです！
ここは人によって違うけど，できるだけ同じようにやりがいを感じてくれるスタッ
フがいいと思います．特にスタートアップは．
医療従事者は「やりがい」を見つけやすい業種だと思います．仕事中に感謝される
ことも多いし，病気が良くなることもありますので．その点では他業種よりもモチ
ベーション・コントロールはラクだと思います．

特に在宅医療では，家に着いたときに「よく来てくれました！　ありがとう！」と
言われ，家の中に入って診察して「ありがとうね！」と言われ，帰るときにも「ま
た来てくださいね！　ありがとうございました！」と言われます．
自宅に入れてもらって，ここまで感謝される職業ってないんじゃないかと思いま
す．
とてもありがたい職業だなと日々感じています．

僕は特に，「自分が，代わりの利かない人間である」という場面で「やりがい」を
感じるので，患者さんやご家族に「いしぐろ先生がいいわー！」とか言ってもらっ
てるときが1番うれしくて，やりがいを感じます．
まあ，自分が気持ちいいだけなんですけどね．笑

JCOPY　498-14816

医療は特に，患者さんたちからしたら主治医の先生が世界一であって欲しいわけです．

「あなたの専門として，世界一の主治医です！」「あなたの専門として世界一の担当看護師です！」という，代わりの利かない人間であることにやりがいを感じてくれるスタッフは，在宅医療に合うんじゃないかなあと思います！

このへんの，職場の要素を考えて「給与」「休み」の労務条件をつくりながら「やりがい」について焼き肉食べながら語って，いろいろと意見を聞いてリクルートしていく！
これが，スタッフの集め方かなと思います！

COLUMN >> 7
「スタッフ探し」

働く環境は「給与」「休み」「やりがい」の３つのバランスが大事だと思います．
これは，100点の環境を目指さないほうがいいと思います！
なんでかというと，この３つは働く人によりそれぞれバラバラだからです．

1人に100点の環境にしちゃうと，他のスタッフからすると50点くらい……ってことはよくあります．
「部分最適」ではなく「全体最適」が大事です．
みんなに対して，まずは60点以上の合格ラインを目指し，それからちょっとずつスタッフの意見を聞きながら改善していき，60点 ⇒ 63点 ⇒ 62点 ⇒ 65点……，のように「みんなと一緒にだんだんと良くしていく」のが大事と思います．

ぜんぜんうまくいかない制度もでてくると思いますが，スタッフから意見を聞き，いろいろチャレンジしてみる！というのが大事です！

あとリクルート対象ですが，看護師さんは1年目，3年目，5年目とか奇数で
やめる人が多いらしいです！
1年目は，あわなくて，やめる．
3年目は，とりあえず3年という区切りを信じてがんばって，やめる．
5年目，7年目はリーダーや委員会などの仕事を頼まれるようになってきて，
それがいやで，やめる．

それぞれの年次の状況としては，こんな感じがあるようです．あとは，それぞ
れのライフイベントも重なるので予測不可能です！
最近は，1年目でも転職サイトに登録して，2年目からの転職先を探す人も多
いようです．すごいですよね……

看護師さんたちはみんな一生懸命働いており，夜勤もあり，とても大変な仕事
です．
実際「じつは転職を考えている……」という人は多いと思います．
ちょっとずつ，こっそりみんなに話題提供してみて，相手が行動変容のどの時
期にいるか見極めて，時期によってそれぞれことなるアプローチをする．
「来てくれる相手のことを，どれだけ考えてあげれるか」
これが一番大事なことかと思います．

相手の状況をみて，興味の具合をみて，それぞれ適切なタイミングで，適切な
長さのプレゼンテーションをする．
がっつきすぎてウザイと思われないように……

それがスタートアップメンバー採用の，大事なポイントかもしれません．

JCOPY 498-14816

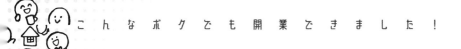

スタートアップメンバーについて
〈リハビリスタッフ〉

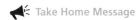 **Take Home Message**

"いつかやろうと思ってたことが予想外に早くきたら，とりあえずやっ
てみる！"

当院のスタートアップメンバーは，計画としては，医師1人（僕）＋看護師1人
＋事務1人，でした！　で，事務さんが1年半前くらいに決まり，看護師さんが
1年前くらいに決まりました！
とってもうれしかったことを思い出します……．泣

このように僕は3年くらい前から，いつ開業するか決めてたので，比較的じっく
り時間をかけてスタッフを揃えていくことができました．
これはやっぱり「3年後には開業する！」と決めちゃってたことが大きいかなあと
思います．

そうすると，しっかり目標時間たててリクルートできます．結局は本気でスタッフ
集めに時間が使えるって感じです．
で！　予定通りのメンバーが1年前くらいに決まり，よっしゃ━━━！って思っ
てたところにリハビリスタッフの紹介がありました！
もともと在宅医療では医師や看護師だけでなく，リハビリスタッフも今後大事にな
るなあ．余裕ができたらスタッフとして来て欲しいなあ，と思ってました．
そこに計画外に急に紹介がありました！
で，採用しました！　根拠はないです！笑

計画通りってとても大切です．ほんとは下振れだけでなく上振れもだめだと思いま
す．どちらも計画不足が原因だと思うからです．

でも「人とのタイミング」は計画通りにいかないこともあるよな……と思います．
それが正解かもわからないし，失敗するかもしれないし……
どうなるかは，わかりません．
こういうこと，人の採用に関しては，よお――――くあります．

「今じゃないんだけどなー……」「欲しいときにはいなくて，十分なときにいいひと来るんだよな……」というのはよく聞きますし，そうだと思います．

なので，ここは自分のスタンスとしてどっちかってのを，ある程度決めといたほうがいいです．
一番大事なのは，みなさんが「後悔しないこと」です．目標は「失敗しないこと」ではなく「後悔しないこと」です！　ここ大事！

失敗はしたほうがいい！　なぜなら，僕のような社会に出て数年しかたってないような若造が開業して，失敗せずにカンペキに運営していこうなんて，無理なんです！
そこをちゃんと理解して「若くて開業するから，いっぱいチャレンジして，いっぱい失敗して社会勉強するぞー！」ってのが，大事です！
そうなると，人に関してもそうですが「迷ったら，採用！」です！

採用すると，その人の人生をずっとみていくことになるので，かなりリスクは高いです．まあでも，いろいろ苦労するほうが社会勉強になっていいんじゃないかなあと思います．そこで「人を常勤で雇うリスクをとりたくない」「いい人は欲しいけど，変な人は雇いたくない」とか言っている人は，誰も雇わずに1人でもできる仕事をすればいいと思います．

医療は，1人では完結しづらいです．目標にもよりますが．
なので，みんなに手伝ってもらわないといけないんです．
そうすると，みんな人間ですから，ある程度自分の意図にそぐわない人もいますよ．そりゃー．人間だもの．

JCOPY　498-14816

僕は初め，それに対して「なんでわかってくれないんだ！」と思って，かなり精神的に消耗しました．これ，かなり疲れるんですよ．

そこで僕は考えを変えました．「相手に対してムカつくときは，相手だけじゃなく，自分も半分悪い」と思うようにしました．

そうすると，めちゃくちゃラクになりました．

何でラクになったかというと，
① 自分は変えられるから
② 自分が頑張ってもだめなら，あきらめつくから
かなあと思います．

基本，他人は変えられないです．変えられるのは自分だけ．

てことは全部相手のせいにすると，なにも変えられないんです！笑

なにも改善しない！　これがめちゃストレスなんだと気づきました．

で，半分自分のせいと思うと，半分は改善できるかもしれないんです！

当然僕も人間なので，実際めんどくて改善できなかったーってことも多いです．

でも，そうすると，自分として納得しやすいいです．「まあ，僕も改善できなかったし，しゃあないか．」と自分で落とし所決められます．このほうが，僕はとってもラクでした．

相手にムカつくのは，自分がその人に期待してるからです．

もし，自分の診療所のスタッフに対して「も———！！！！」と思うことがあったら自分にこう聞いてみてください．

「相手のことをちゃんと考えて，頼んでいますか？」

「自分からの期待は，その人の能力に適正な期待ですか？」

「自分が期待しすぎなんじゃないですか？」

「仕事と給与は見合ってますか？」

「能力ある人を集められないのは，自分の能力不足なんじゃないですか？」

こんな感じです．

「自分は，その人のことを受け入れてあげれないくらい，ちっさい人間なんだなー」

「その人に，過剰な期待をしていたかもしれんなあ」
こう考えるようになると，何事も相手だけが悪いってことはないと思えてきます.

そうすると，相手に対する期待もちゃんと適切なものになってきて，「みんな，毎日ちゃんと出勤してきてくれるし，ありがたやー！」と思えるようになります.
というか，こう思うしかないです！笑

繰り返しになりますが，1人じゃ何もできんです. 診療所の売上は，当然院長がいないとダメですが，診療所のスタッフもいないとダメだと思います.
思っている以上にスタッフの貢献度は，大きいです. めっちゃ大事.

日々仕事をしてくれているスタッフには，ほんと感謝です.
人間なんで，たまにミスることはあります. みなさんもありますよね？
忘れちゃうこととか間違えちゃうこととか. それと一緒. スタッフも間違えます.
だから，みんなでチェックしていくのが大事.

で，なんか問題が起きたら院長の責任. 院長が謝る.
これをしっかりやることが大事と思います.
「全責任は院長が取って，スタッフが安心して働ける環境を整える」
これが，院長の仕事だと思います！

JCOPY 498-14816

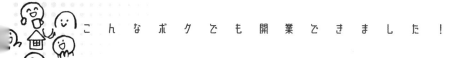
スタートアップメンバーについて〈事務〉

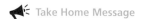 Take Home Message

"レセプトは，外注がいい！！！"

在宅診療所では，事務さんの仕事はと――――――っても大事です．大きく分けると，

- **レセプト関係**
- **院内業務**
- **院外業務**

かなと思います．

まずはレセプト関係．これ，当院では全部外注してます！
これ，めちゃいいです！
なぜかというと「安定」しているからです！
「質」と「労務」を自分でマネージメントしなくて済みます．これがでかいです．

在宅医療立ち上げの段階で，在宅のレセプトがつくれる事務さんを集めるのは，とっても大変です．僕も開業準備しているときは「レセプト読める人がいないと話にならん……」と思ってました．
そして，頑張って勧誘して，やっと他の在宅診療所で働いていたベテラン事務さんに当院のスタートアップから来てもらうことができたのですが，なかなかうまくいかず，すぐに他の方法を考えないといけなくなりました．

結論としては！「レセプトは外注が絶対にいい！」です！　これは迷いナシ！

リクルートの時に「レセプト作れます」って言う人がいても，どれくらいの質で作

れるかの評価ってマジむずいです．結局やってみないとわかんないです．がんばっ
てお金出してその人を雇っても，どれくらいのパフォーマンスかの評価がとっても
しにくい……

さらに，たまたまパフォーマンスがよかったとしても，人間なのでレセプト提出し
なきゃいけないときに，カゼ引いたり病気になったりすることもあります．
また，残念ながらいろいろな理由でやめちゃうこともあります．
さらに，レセプト作成は時間に追われてストレスがかかる仕事ですので，結構大変
な時期には，イライラしたりミスが増えたり，適当になったりすると思います．そ
れが人間です．
なので自分で雇ったスタッフに「質の安定」と「継続性」を求めるのは，結構むち
ゃな話と思います．

他のクリニックの皆さんで，院内スタッフでレセプトを作っているところは，尊敬
します．
レセプト担当のスタッフの方々は，とっても大変な仕事をしていると思います．そ
れが正当に評価されてるんでしょうかね．わかんないですが．それくらい専門性が
高く，重要な仕事だと思ってます．
僕もはじめは，まずは事務を雇って院内でレセプトをつくる方針にしていました
が，それが労務のことで失敗に終わりました．その結果，僕は院内でのレセプト作
成のマネージメントはできない！と思いました．
ですので，「質の安定」と「継続性」を求め外注することにしました！
かっこよく言うとアウトソーシングですかね．

どの業者でもいいって訳ではないと思いますが，僕は，たまたまとてもいいパート
ナー企業が見つかったので，めちゃラッキーでした！
外注の流れは，

・相手企業用に，カルテのアカウントを1個作ってあげる
　　　　↓
・そのアカウントを使い，レセプト作成してもらう

JCOPY 498-14816

↓

- 質問などは，適宜オンラインでやりとり

↓

- たまには電話確認もあり

↓

- 作れたら，僕らで最終チェックして，提出！

↓

- レセプト枚数に応じて請求が来る

です！

金額は「基本料金＋1枚いくら」みたいな感じの料金設定です．全然高くないです！　事務さん1人雇うくらいの値段です．なので，イメージは，「院内にレセプト作れる事務さんを1人雇う」「その人は実は遠くで仕事してる！」「けどクラウド型電子カルテだから大丈夫！」って感じです．

で，外注のいいところは，

- **レセプトの質が安定する**
- **急に退職するとかない**
- **採用業務とかない**
- **体調不良を気にしなくていい**
- **機嫌悪いとかない**
- **こちらから間違い指摘しやすい**
- **結果に対してお金払うので，ムダがない**

とかです．

院内でレセプト作成するのと比べ，かかるコストはトントンで労務は激減！って感じです．

で，僕が頼んでいるところは特に，毎月作った後に web ミーティングしてくれており，質がどんどん上がっています．

レセプトって，診療所それぞれ取り方とか方針とかちょっと違うとこがあるので，当院の方針にあわせてとってくれるように，カスタマイズしてくれてます．これほ

んとありがたいです.

当然ですが,僕らも,レセプト会社がわかりやすいようなカルテ記載のテンプレートを考えて使ってます.どんどんバージョンアップしてます.今までに30回くらいupdateしたかな……
いいテンプレートがあると,レセプトがわからないスタッフでも記載ポイントがわかるし,コスト漏れも減るし,とても良いです.コストについては,その都度僕らも勉強してて,こちらも常にupdateしています.そしてそれを院内の誰でも,レセプトわかってなくてもポイントを記載できるようにシステムを考えています.

ぜひうちのテンプレ,見にきてください!　……っていっても,ちょっとめんどいと思うので,とりあえずコストについてのテンプレはここに載せます!
ご参考に!

- -

【訪問診療】
　　記載者:
　　記載日:
　　訪問時間:
　　場所:
　　主病名:
　　使用中デバイス
　　(IVH・尿カテ・HOT・呼吸器・ストマ等)
　●HOT(●月から当院で算定)
　●IVH　(●月から当院で算定)
　　　　カフティポンプ貸出元 ⇒ 訪問薬局 or 当院
　●血糖測定　●回 / 日(●月から当院で算定)
　　　　血糖測定器貸出(番号:●)
　　　　ニプロLSランセット針　●箱 / 月お渡し
　　　　ニプロFS血糖センサーライト　●箱 / 月お渡し
　　　　アルコール綿　適宜

- インスリン投与　●回 / 日（●月から当院で算定）
- 尿カテ（サイズ：●Fr　交換頻度：●回 / 月）
  （初回の月の尿カテ交換回数：●回）
- ストマ（●月から当院で算定）
- 呼吸器（●月から当院で算定）
- 気切　（●月から当院で算定）
- PEG（交換月：●月 / ●月）（●月から当院で算定）

※不要なものは消してください.

本日の処置（採血・点滴・交換等）

：未確認

褥瘡（真皮を超えるか）

：未確認

服薬管理：飲み忘れあるか

直近の退院日：未確認

とりあえずコスト関係のテンプレはこんなもんです.

事務さんに関しては，医事課の仕事以外に，院内・院外の業務もあると思います.

で，ほんとは，さらに，その業務をマネージメントしてくれるスタッフが必要です！　いわゆる事務長ってやつですかね. ここを任せられるスタッフは，当院はまだいません. ほんとはほしいですが.

でも，この部分を担うスタッフってマジ大事すぎるのと，けっこう特殊なとこなので，外から能力で引っ張ってくるのは難しいかなと思っています.

やっぱり，スタッフとして働いている人のなかから，徐々にみんなをまとめるのが上手な人を見つけて，伸ばしていき，マネージメントに興味をもってくれたら，任せてみる.

これしかないかな……

僕はまずは，マネージメントに興味があるスタッフを，待ってる状態です.

このへんは，自分がマネージメントをやりたくないと，ぜんぜん機能しない役割だ

と思うので，スタッフの内的動機が発生するまで，水をあげ続けながら待つ感じになりそうです．

>> 8

「レセプトは外注がおススメ！」

労務で大変なのは，人の入れ替わりです！
レセプトがめちゃ読める人がいても，やめちゃったら翌月からレセプトできないんですよ！笑
これ，とってもリスクと思います．
何人もレセプト担当スタッフがいればいいですが，なかなかその体制はできません．

そうなると院長がカバー！
となるのですが，レセプトに関しては院長がやったときのコストより外注したほうが質もいいし，安いです！

ほんとに，医師のみなさんの一番輝く仕事は，患者さんを多く見ることです．
レセプトはとても大事ですが，医師がやるとコスパ悪いですよ……

「外注できるところは外注する」
これ，案外いいですよ．
労務考えなくていいだけでも，めちゃ助かります！

労務規約について

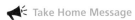

Take Home Message

"労務規約は絶対に必要！"
"ちょっと知れば，労務管理はとても面白い！"

労務規約，みなさん読んだことありますか？　僕は読んだことなかったです！
てか，読んだことある人なんてほぼいないんじゃないか……
あるとしても有休て何日？とか，忌引きってどうだっけ？とか，そこだけみる感じ
かと思います．

当然，こんな僕はスタッフをどう雇うのかすら知りませんでした！
自分のバイト経験から「履歴書と医師免許と保険医登録票くらい出して，契約書類
にハンコ押すんだよなー」くらいしか，わかってなかったです．

でも，開業して雇用する側になるなら労務規約は絶対必要です！
これは絶対です！
理由は，労務でトラブルになったとき労務規約は絶対に必要だからです！　開業後
に困ることの多くは労務によるものと思います．そこに，ルールが無いとトラブル
になったときに困ります．
ルールがない中でのトラブルと，ルールがあった中でのトラブルでは対応の労力が
まったく違います！　将来，困ったときに作る！とかでは手遅れなのであらかじめ
作って，そのルールに則ってみんなで仕事をしていくしかありません！
作り方は，プロに頼みましょう！　社会保険労務士という職業の人が，労務のプロ
です！

じゃあ，医療がわかってる社労士がいいの？　どんな社労士がいいの？ってことで

すが，僕がやったのは「とりあえず，開業支援の業者にテンプレもらう」からの「レスポンスがいい社労士のところにアレンジと実務を頼む」です！

これ，オススメです！

労務規約のテンプレとかは，開業準備を手伝ってくれる各種業者がもってることが多いんですよ．

これって開業する側としては，安心ですよね．もうすでにどこかのクリニックで使ってるモノならいいかなと．

まずは，それをもらえば60点あります！　合格！

「基本の書」を手に入れた！って感じですね！

だいたいは，特に問題なく「基本の書」だけでいくことが多いと思いますが，労務規約ってのは，働くルールですので「こういう感じで働いてほしいです！」という方向性を示すものなんです．

なので，もらってくるテンプレは，当然そのへん「ふわっ」としてます．

どの先生にあげてもいいようにしてますので．

だけど僕のように「在宅で看取りまでしっかりやって，スタッフみんなも命を想うことができるような，そんな，みんなの成長につながる診療所にしたい！」なんて，熱くるしい院長がいるとこでは，テンプレではちょっと物足りないんですね．

そこで！　次は，医療に詳しくなくてもいいので，レスポンスよく動いてくれる社労士に仕事を頼みます！

で，ちょっとずつ一緒に労務規約を読みながら，訂正していく感じがいいと思います．「これはいらないね」とか「これはこう書き加えた方が伝わるね」とか，一緒に話しながら文章にしていく作業は「ほんとに自分がしたいのはなにか？」とかをよく考える時間になります．

こういうの，とっても大事な時間と思います．

うちは，知り合いの29歳の社労士さんと顧問契約し，3万円/月くらいで顧問としてみてもらってます．毎月のミーティングで，労務相談や補助金事業などを話し合っています．

JCOPY　498-14816

社労士さんに聞くと，やはりスタッフがやめるときが，とても大変なようです．
社会のルールとして労働者は守られています．雇い主が「仕事やめろ！」といって
やめさせることは，基本的にはできません．

しかし，他のスタッフへの悪影響や診療所のスタッフとしてふさわしくない行為な
どがあった場合にどうするか．ここがいちばん大変だそうです．
基本的な民事なので，お互いの「納得」が全てです．トラブっている2人で話し
合っても，お互いが納得する結果にはなりにくいですよね……

なので，そこで労務規約というルールブックをみて，社労士という第三者に来ても
らい，一緒にお互いのよりよい方向性を考えていく……
これが一番大切なのだそうです．
これは，トラブった後に準備することはできません！
ですので，人を雇うなら，トラブる前に労務規約というルールブックと社労士とい
う第三者のアドバイザーの導入をしておくと安心かなと思います．
で，労務は大変なのですが，面白いところもあります．

どういう人を採用するか？
どういう人を採用しないか？
どうやって平等に対応するか？
どうやってがんばっている人をきちんと評価するか？
どうやってネガティブフィードバックするか？
どうやってポジティブフィードバックするか？
どうやってスタッフを守るか？
どうやってスタッフを鼓舞するか？

などなどよーく考え，スタッフのエンゲージメントを高めていくのが労務かと思い
ます．このために大事なのは自分の「判断軸」です．自分のというか，診療所のと
いう感じです．
つまり「診療所の理念に合うか」，これが大事．
そのために，診療所の理念はブレてはいけません．

結局，しっかりした診療所の理念があることが働く環境をよくし，スタッフのためにもなり患者さんのためにもなると思います．
いしぐろ在宅診療所の理念は「命を想う」です．

患者さんの命を想い，その人の物語を想い日々の診療を行うこと．
在宅医療を通じて患者さんやご家族も成長していくし，それを一緒に体験させていただく僕も，診療所のスタッフも人として成長していくこと．
さらにはスタッフたちが自分の親や家族，自分自身の将来のことを，仕事を通じて考えるきっかけとなること．
このような時間を提供する診療所でありたいと考えて決めました．

でもこれが，診療所のスタッフみんなに浸透しているかは，わかりません！笑
でもまー，まずは理念を掲げてがんばってみて，どこかで理念の振り返りや，クレドのような行動指針も作っていかないとなと思っています．
これからですね！

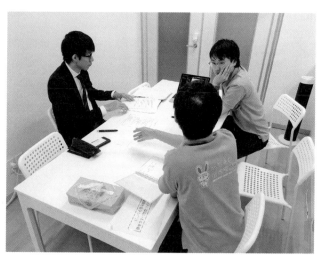

顧問社労士さんとも面談しています！（コロナ前の写真です）

僕の基本的な考え方として,
「自分が溺れていたら,溺れている人を助けられない」
というのがあります.
僕たち医療従事者は,
「患者さんのために」という言葉に弱いです.
これを言われると,自分の身体的,精神的健康を損なってまで,仕事をしてしまう人が多いです.
でも僕は,まずはスタッフの健康が一番大切と思っています.身体的にも精神的にも健康な状態で患者さんに会い,全力でサポートしてあげてほしいです.

これを診療所に当てはめると,診療所のスタッフたちが
「疲労しすぎず」
「やりがいをもって」
「安心して」
毎日仕事ができる.そんな感じかなと思います.

仕事に重要なのは,
「休日」
「やりがい」
「給与」
のバランスと思っています.

働くスタッフそれぞれ,重要な比重は少しずつ違いますが,まったく比重が違う人が組織にいると,不協和を起こします.
できるだけ,仕事に対する3つのバランスが似ており,診療所の理念や方向性に賛同してもらえるスタッフが多いと,診療所全体として,とても大きな力になります.

そこには,院長1人では到底たどり着けない,素晴らしいものがあるのだと思います!

第 4 章

内装の成功と失敗！

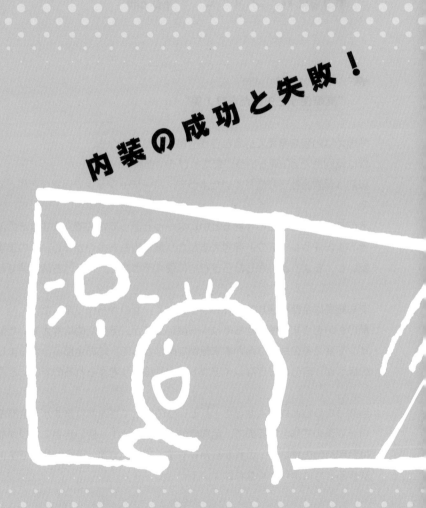

内装について　総論

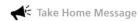

🔊 **Take Home Message**

"実際使うと失敗だらけ！笑"

今思えば内装を考えているときが一番楽しかったかも.
僕は真四角で60坪という，だだっぴろい部屋を借りました.
以前は保険会社？が借りていたようで，パーテーションで個室など作ってありました.
そのまま使えるところがあるといいなーっと思ってたので，まずはその部屋の壁をそのまま使うレイアウトを考えました. 壊すのもお金かかるし，そのまま使えたら安いし，ちょっと掃除したらきれいに使えそうだし，けちけち魂全開でした. 笑

でも結局は全部壁壊して天井もぶち抜いて，ゼロから作りました！
前のものをうまく使えたらそりゃー良いですが，そのために考えていた配置やデザインを変えるのは，なんか本末転倒な感じがして，結局全部ぶっ壊しました！　そのほうが，自分の好きなレイアウトとか動線とか考えられるのでいいと思います.

当然「こうしとけばよかった！」というのはたくさんありますが，全部ぶっ壊して自分で決めて作ってるので，全部自分のせいです！　使い勝手に気づかなかったのは全部自分のせい！　これがわかりやすくていいです. 後悔はないです！
次作るときによりよくなればよい！

僕が内装を全部壊してイチから内装作って，失敗したこととよかったことをまとめます！

【失敗したこと】

• 水道から全部温水が出るようにしなかったこと

冬つめたい……．思ったより水つめたいです……

• スタッフ食事スペースが狭いこと

仕事机で食事っていうのがあまり好きではなく……

スタッフ 10〜20 人分，別で用意しようとするとかなりスペース必要です．

特にコロナ対策にはスペースが重要……

• 靴を置くスペースが狭いこと

スタッフ 10〜20 人分の靴を置くには狭い……

• 照明のスイッチが入り口 1 カ所しかないこと

プロジェクター使用時に，その場で消せない！　めんどい！

• コンセントの数がほしいとこに足りないこと

これは，実際に使ってみないとわからなかった……

• ホワイトボードの壁のマグネットが激弱いこと

これ最悪です．全く使えなかった……．鉄板入れるだけでよかったかも．

• 壁掛けテレビにしなかったこと

工事後に気づいて相談したけど，石膏ボードの強度の問題でできなかった……

結局 DIY しました！

• キッチンが狭いこと

IKEA で大きめの天板にしたが，ペーパータオル，食器立て，コーヒーメーカー，

電気ポット，電子レンジ……などなど置くとマジ狭いです．

【よかったこと】

• 天井ぶち抜いたこと

ひろびろ！　快適！　そんなに寒くない！

• LED ライトを 1 列でシュッとしたこと

おしゃれにみえる！　それだけ！

• 土足から一段上がって仕事スペースにしたこと

靴脱いでタイルカーペットの上で仕事できるのはとても快適！

• でかいスクリーンを入れたこと

でかいと見やすい！

- **IKEA のキッチン導入したこと**

おしゃれ感！　安い！

- **壁紙，フロアマットをすでによごれてるデザインのものにしたこと**

画鋲さしても，ちょっと剥がれても，ちょっとこぼしても，大丈夫！
初めから汚れる前提で選んでおく！

こんなところでしょうか！　内装は考えるのはとても楽しいです！
モチベーションも上がるので考えるのはとっても良いと思います！

でも，考えすぎは意味ないです！
実際に使ってみないとわからないので，100 点！ってのはないと思うからです！
なので，僕の場合は楽しくいろいろ考えるけど，ある程度でやめとくことにしています．

で，家具や机などは大きさやシリーズなどを揃えておいて，あとで移動させてもなんとなくいい感じに統一できるようにしています！
机，棚の配置などでスタッフの仕事が規定されるのはなんとなくイヤです．仕事がもっとも機能するように配置などを変えます．仕事やスタッフ数はどんどん増えると思ってたので，それに合わせて配置も変えれるように家具のシリーズを揃えて買いました！

スタッフ数も仕事も徐々に増えていくと考えると，開業前に内装について考えすぎても意味ないと思います！
あとは，院長がへんにこだわりすぎないことも大切かと思います．
僕も，初めての開業だったので「しっかり作りたいし，いいモノ作りたいし，かっこよくしたい……」とか思ってました．

でも，ここで大事なのは「今つくっているものは，院長の部屋ではなく，スタッフみんなの仕事場！」ってことです！
ここを忘れちゃうと，かっこいいんだけど使いにくいオフィスになっちゃうと思います．

JCOPY　498-14816

おしゃれなのはよいですが，美術館作ってるわけじゃなくて，仕事場を作っている
わけなので，まずは仕事がしやすいことが前提だと思います．自分の満足よりも，
スタッフの働きやすさが大事！ってことです．
これ，すぐ忘れます．笑

だって，お金出すの自分だし内装とか作ってくの楽しいですから．
でも！　ここは仕事場なんです！　それを忘れないようにしましょう！
とはいえ，1つくらい院長の趣味コーナーがあってもいいと思います．
僕の場合は，男子ロッカーにメッシのユニフォームが飾ってあります．
「メッシってやっぱすごいなあ．どこか1つでも勝てるようにがんばろ」
と思える，自分のモチベーションアップの仕掛けと思ってます！笑

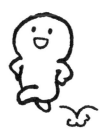

内装について
IKEA オープンキター！

📢 **Take Home Message**

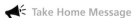

"IKEA は，実物を見ることができる！ 安い！ おしゃれ！ 重い！
作るのめんどい！"

内装を考えるのは，僕はとっっっっても楽しいです！
もともと部屋の模様替えとか楽しいタイプの人間です．
内装のイメージとかは，基本全部ネットからです．Instagram とかも参考になります．「へーなるほどー」「ココいいなあ」とかネットでいろいろと見てました．

で！ ちょうど家具買おうかと思ってるときに，IKEA 長久手が OPEN しましたーーー！！！
以下，個人的に思う IKEA のポイントを書きます！

【IKEA のいいところ】
● **イメージしやすい！**
部屋としていろいろ実物が展示してあって見に行くだけで楽しいところですね！
良さそうなソファーでも実際座ってみると「あれ？」ってこともあるし，机の高さ，大きさも実物があるとイメージ把握しやすいです！
● **安い！**
すごいと思います！
自分で組み立てるから安いっていうのもあるんですが，うちは最初に IKEA で買ったのはキッチンセット，机 2 個，棚数個，小物など含めて 60 万円くらいだったです．
でかい机とかあまり他に無いし，あったとしても 20 万くらいって感じでした．
そこが IKEA なら 10 万円切ります！ そして，どれだけ送っても指定エリア内な

JCOPY 498-14816

ら1回送料3000円！（当時. 今でもそうなのか？）すげえ！と思いました. そして豊田市はたまたま IKEA 長久手の指定エリアに入ってました！

● **おしゃれ！**

シンプルでいい感じのモノが多いと思います.

シリーズがいろいろあって，自分で好きなシリーズを決めれば，同じシリーズ内でいろいろと商品を組み合わせていけば自然と統一感が出ます！　シリーズを決めるだけで，雰囲気を統一しやすいのも魅力です.

● **プランニングサービス！**

あと，IKEA は内装プランニングサービスみたいなのもあります. IKEA スタッフが一緒に内装を考えてくれるみたいです.

僕も頼もうと思いましたが予約で数カ月埋まってて無理だった……

これ希望される方は早めに予約せんといかんと思います.

というわけで，自分のなかでは「IKEA で買わない理由が無い！」となり，IKEA にはよく行きました. 開業前に10回くらいは行ったかな……. それでも飽きなかったです. 笑

【IKEA のわるいところ】

● **重い！**

家具が重いです……

重くても安定感あっていいとこもあるけど，基本全部重いです.

● **めんどい！**

自分で組み立てる点も特徴です. 大きな机も自分で組み立てます.

これ，1人じゃできないです.

あと，IKEA の電動ドリル，必須！　これは絶対必要！　ほんとに！

めんどくさければ，お金を払えば注文した商品の組み立てサービスもあります.

こんなところかなと思います.

で，悪いところですが，重いといっても毎日動かすモノじゃないし，僕は重さどうでもいいです.

作るのめんどい！ってとこですが，これスタッフがみんなで協力して作る！という

アクティビティにしちゃえば，案外楽しくてよいものになります！

スタッフが楽しそうにワイワイ家具作ってるのを見て「楽しそうじゃん！」と気づかされた感じですね！
IKEA の説明書ってすごくて文字がなくて図だけなんだけど，できちゃうって感じです．
でも，ちゃんと細かく見ないと間違えるところもあって，みんなで協力してやるにはちょうどいい難易度みたいです．

開業直後，院長はそれぞれのスタッフのことをある程度知っているけど，スタッフ同士はお互いを知らないって感じだと思います．採用って基本的にバラバラになるので．
そうすると，みんな「はじめまして……」な状態で，なかなかコミュニケーションうまくいかないこともあります．お互いのキャラや，性格も知らないし，何が得意かもわからないし，もうそれだけでみんな緊張……みたいな感じですね．

普通はオリエンテーションとかやりながら少しずつ仲良くなっていくんだと思いま

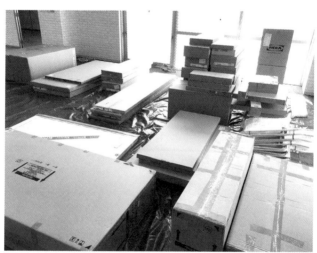

IKEA の家具，がっつり届くとこうなります！

JCOPY 498-14816

すが，そのタイミングで IKEA の家具作りをするのは，とっても良いと思います！

IKEA の家具作りは，
- 適度な難易度
- 協力した方が絶対にラク
- 完成後，みんなで使えてうれしい

って感じですので，スタッフのアイスブレイクのためには，案外いいな！と思っています！

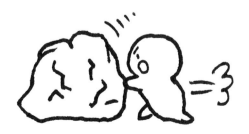

内装について　成功その①　天井ぶち抜き！

📢 Take Home Message

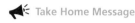

"天井は開放的に！"

内装で，これは成功したなー！ってこともあります！
ひとつは天井ぶち抜き！です！

もともと，天井は天井板なしのコンクリート打ちっ放しがいい！と思ってました．
なぜかわかりませんが広くておしゃれな感じがしてました．
IKEA 長久手の天井を一番参考にしましたかね．倉庫っぽいけどライトがおしゃれ
でいい感じに見えるイメージです．伝わらないかもですが．

僕はテナントを借りて診療所を作ったのですが，もともとの内装は天井板もあるし
パーテーションで区切られてるし，なんかダサい！って感じでした．
もっと開放感のあるオフィスにしたいと思い，もともとあった天井板をぶち抜いて
コンクリート打ちっ放しの直天井にしました．とてもよかったです！　これは大正
解！
広い感じがするし，線上の LED ライトとの相性もバッチリです！

天井板を抜いて打ちっ放しにすると冬寒いんじゃないかな？とか心配になるかもで
すが，別に変わらないと思います．
というか 2020 年からは新型コロナウイルス感染症対策として換気をしてますの
で，天井板どうこうより窓開いてるんだから，めちゃ寒いです！
ぶち抜いて打ちっ放しにして悪かったこと，今のところ 1 つもないです！
まあ，直天井はすごいキレイではないですし，工事のときのメモとかよくみるとあ
りますが，仕事中にはぜんぜん気になりません！

JCOPY　498-14816

天井板を僕みたいにぶち抜くと，どれくらい費用がかかるか？についてです．
うちは 60 坪なのですが，もともとあったジプトーン（石膏ボード）の天井板や照明の解体・撤去で 40 万くらい．天井に新しくレールを張って照明を買ってきて取り付けるので 150 万くらい．こんな感じでした．

もともとあった天井を使うのではなく，合計 200 万くらいかけて新しくいい感じに改造したって感じでしょうか．
これを高いと思うか，妥当と思うか，って感じですねえ……
ここはそれぞれみなさんの判断で良いと思います！
僕は天井って，雰囲気作りにとても大事かなあと思いお金をかけました．
天井は面積が大きいから雰囲気に与える影響大きいかなと思いまして……
改造してみると天井広々！　ライトスッキリ！
で，とても開放感があり，気に入っています！

天井の照明もいろいろと考えました．ダウンライトみたいにして暗めにするとか，肌電球みたいなやつをいくつも上から吊り下げるとか．
でも実際に仕事をするってことになると，とにかく明るくて見やすいことが大事です！
内装をイメージしている段階では，カフェっぽくちょっと暗めもいいかも！　と思ってましたが，ぜんぜん明るくしてよかったです．
暗いと仕事にならないです！

照明を考える上でも大事なことは「おしゃれカフェじゃなく，仕事場を作っている」ということを忘れないことだと思います．
おしゃれの前に仕事場です．仕事しにくければ，いくらおしゃれでもスタッフからクレーム出ますし，生産性が下がります．
それでも"おしゃれ"を優先するなら，それもいいかもしれません．
今書いてて思いましたが「生産性が下がっても，おしゃれなモノを作りたい！」と思っている方がいたら，それはそれでいいかと思います．
自分が何をしたいか決めて，そのためのモノを作るっていうのが大事かなと思います．

照明は日中の仕事の時間と，仕事後のリラックス時間で変えるのも面白いなと思っています．仕事後の時間は生産性無視して思いっきりおしゃれでいいので！
でもまだそれはできてないです！　考え中！
たとえば，仕事中は昼白色の LED だけど，仕事後は電球色の LED に．
とかにして OFF な感じも出してもいいかと思ってました．今でもそれやりたいのですが，天井にライトを追加でつけるのもめんどくさいな……という感じです．
なので今は IKEA の置きライトで気分だけ変えてます．笑

なんとなくですが，よいですよ！　IKEA はライトも安くて種類豊富で，とてもいいです！　おすすめ！　見てるだけで楽しいです！
あとやりたいのはネオンサインです！　座右の銘の「JUST　DO　IT」ってネオンがあると，かっこいいなあと思ってます．
ネオンなんて，何の役にも立たないですが，僕のモチベーション up には，大切な言葉なので，いつか作りたいです！

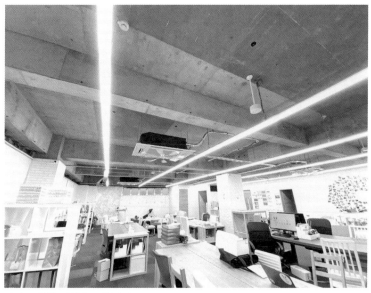

イメージは，IKEA の店内！

JCOPY 498-14816

内装について　成功その ②
土間方式！

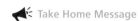 Take Home Message

"はだしで歩くと気持ちいい！"

次に良かったことは土間方式を採用したことです！　イメージは居酒屋です！
みんなが靴並べて脱いで上にあがるやつ．土間方式って言い方が正しいかは知りません！

ばーって土足部分で靴ぬいで3cmくらい段で上がって，上はフロアマットになってて，みんな靴下とかで歩いてます！
仕事中に靴をずっと履いてるのが苦手なんですよ……
すぐ靴が脱ぎたくなっちゃうので，もうオフィス内を靴脱いで過ごすようにしようと思ってやりました！

では，土間方式のメリットとデメリットです！

【土間方式のメリット】
- 靴脱げて気持ちいい！
- フロアの下にコンセント隠せる！
- フロアのスキマからコンセント自由に出せる！
- 靴を置くスペースが広くて良い！　下駄箱がいらない！

【土間方式のデメリット】
- 床暖房できない！
  フロアの下にコンセントを入れてる関係で，床暖房を全面に敷いてしまうと，コンセントがフロアの下に隠せなくなります！　イメージできますかね……フロア

はOAフロアってやつです．わからなかったらお問い合わせください！
- OAフロアにお茶とかこぼすと，下にコンセントあるから不安．
- 靴脱ぐので，冬は足が寒い！
- 人数が増えると靴がじゃま……やっぱり下駄箱いるかも……

こんなところでしょうか．
メリットとして「広めの玄関」ってことで，土間方式にしたのはよかったです！
裸足で働けるのって思ったよりも気持ちいいですよ！ スタッフにも，好評なんじゃないかな？と思います．
昼休みにはフロアマットでごろごろ休憩もできます！

あとは，コンセントをフロア下に隠せるのがよいです！
床に延長コードがぐちゃぐちゃになってるのが昔から嫌だったので，できるだけ見えないように床下に収納しました！
そうすると，必要なところからぴょこ！とコンセント出して使えるので，とてもスッキリです！

あと，友達が子供連れてきたときに「一面フロアマットだからよい！」と言ってました．「子供が転んでも，ある程度大丈夫かも！」とのことです．これは気づかなかったメリットでした．積み木も置いてあるのですが，子供がごろごろしながら遊べるのもいいですね！

デメリットとしては，冬は「足が寒い！」と不評なので，机の下にホットカーペットと毛布を敷いて，足元だけのコタツみたいにしてます．ほんとは，フロアマットに床暖房つけたかったのですが難しいとのことでやめました．ま，ホットカーペットでぜんぜんOK！
ほんとーは床暖房つけたかったけどね！
足元暖かければ，だいたいいけるし！

床暖房とかコンセントまわりとか，このあたりの相談って内装業者も聞いてくれるんですが，相手は「コンセントまわりをスッキリさせたい！」とかあまり関係ない

ので 1 人で考える感じでした.

いろいろおしゃれなカフェの画像みたり, 電源グッズ調べたり……

このへんが僕は楽しかったのでよかったですが, もっと「電源コードぐちゃぐちゃしてるの, やだよね!」っていう感覚がわかる内装業者だと, もっともっと楽しかったかなあ……と思います.

僕が何も言わないと, ただのよくある事務所になっていく……

内装業者と話をしているときは, そんな感じでした.

内装業者も,

① メインの内装業者

② 電気屋

③ 水道屋

と分かれてるので, その場ですぐ決まることもあまりなく, 細かい調節は難しかったなあ……

今の内装で, とても満足していますが, 業者との意思疎通を取ってまとめていくのは結構大変でした!

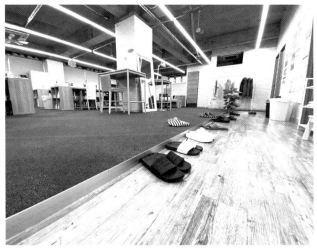

くつをぬいで仕事ができる! 幸せ!

内装について　成功その ③
IKEA でほぼ統一！

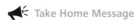
📢 Take Home Message

　"統一がとても重要！"
　"テーマカラーは２色まで！"
　"スタッフ数に応じて，移動できる家具に！"

ここでは家具についてより詳しく書きます．
家具は IKEA で十分です！　安いし，シンプルだし，配送してくれるし，お金払えば組み立ててもくれるし，言うことなし！
開業前には，ぜひ IKEA に行くことをオススメします！　ふつうに楽しいし！

家具を選ぶ上で僕が参考にしたのは「みどり訪問クリニック」です．
院長の姜 琪鎬先生から教えていただいた言葉ですが，
「テーマカラーは２色まで！」，「家具は腰までの高さにして開放感を！」
ということです．

なるほどー！と思ったので，これを丸パクリしました！　TTP です！笑
これを守るだけで，かなり統一感・開放感ある感じになります！
うちのテーマカラーは「青」と「白」です．
モノも頑張って探して，できるだけ揃えるようにしています．どうしても揃えられないやつは木の色で揃えています．統一感があるといいと思います．ゴチャゴチャしてないし，目がチカチカしないし，リラックスできる感じですかね．
あと家具買うときにちょっと気をつけてるのは「今後，模様替えするかも！？」と思っておくことです．

というのも患者さんの数によってスタッフも増えていくはずだからです．

JCOPY 498-14816

スタッフが増えれば，モノが増えて予想できなかったスペースが必要になったり，動線が大きく変わったりするはずです．
そうなったときのことを考え，できるだけ同じデザインで揃えています．
棚は IKEA の 1 種類ですし，机は IKEA の同じモノ 2 個ずつ買って配置変えてもいい感じになるようにしています．
逆にイスはバラバラにして，どこにどれがいってもいいようにしてます．

「診療所の人数により，今後配置が換わるかも！？」と言う考えは，あんがい大事かもしれません．実際に，いしぐろ在宅診療所は開業時スタッフ 3 名から 1 年後にスタッフ 10 人以上になりました．スタッフたちが「ここで働きたい！」と集まってくれるのは，とてもうれしいです！

が！　そうすると！　靴を置く場所やスリッパの数，ハンガーラック，コップの置き場所などなど，人数増加分どんどんスペースがいります！
うちはもうすでに棚とか 5 回くらい移動させてます．
でも IKEA の同じシリーズで揃えているので，とてもレイアウト変更しやすいです！

はじめはスペースにも余裕を持って「徐々に家具も買いそろえていこう！」くらいの感じがよいかなとも思います！

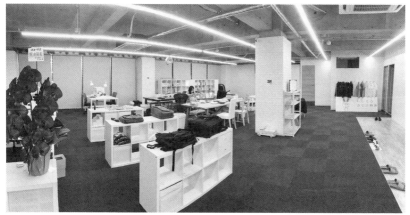

棚は同じシリーズで統一！　配置換えを前提に！

内装について　成功その④
トイレはめちゃキレイに！

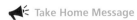

📢 Take Home Message

"トイレはめちゃキレイにしておく！"

"愛着のあるトイレを作り，思わず自分で掃除しちゃうようにしよう！"

実は，僕が診療所の内装で一番気に入っているのはトイレです！

僕，トイレとか好きなんですよ．ゆっくりできるし．笑

普通に，職場のトイレがめちゃキレイだったら，よくないですか？

職場のトイレが汚いだけで，逆にめっっっちゃモチベーション下がると思います．

ですので目標は「みんなの家よりも数段めっっっっちゃキレイなトイレ！」でした．

まあ実際，新品なんでキレイに決まってるんですが．

これをいかに保つかが大事ですね！

結論は「トイレ掃除は院長が毎日する！」がいいと思います．

なんでかっていうと「トイレ掃除って，だれでもイヤだから」．

じゃあ，これをどうするか．

この，だいたいみんなが「いやだなあー」って思う仕事を，だれがやるか．

これ，院長が毎日やった方が全体として嫌な気持ちが少なく処理できると思います．

なんでかっていうと，院長は自分で考えて借金して作ってるので，もはや自分の家みたいなもんなんです．笑

誰よりも診療所に対して思い入れがあるはず！　とくに僕はトイレ好きなので「ずっとキレイなトイレであってほしい！」と強く思ってます！

じゃあ，それくらい思い入れが強い人がやったほうがいいんじゃね！？って感じで

JCOPY　498-14816

す.

どうせ掃除するなら思い入れがある人がやってあげたほうが, キレイになる気がするけどなあ. 診療所全部を院長が掃除しろ！ってことじゃなくて, トイレとか排水溝とか, ふつーみんながやりたがらないとこ"だけ"院長が掃除すればいいと思います.

掃除機かけたり, 机拭いたりとか, みんなそんなに嫌がらずやってくれますから任せます.
みんながやりたくないところ"だけ", 院長が掃除やる.
これでいいんじゃないかなーと思ってます.

あとは, 掃除に関しては「使ったときに毎回ちょこちょこやる！」ってことが大切かなと思います.

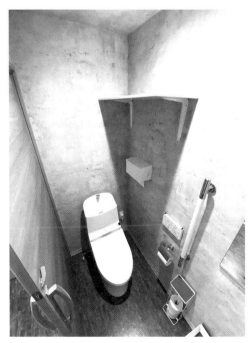

キレイなトイレはめちゃ大事！

これは汚くなる前にやるってことです．キレイなときから，ちょこちょこ拭いておくって感じです．汚いから触りたくないわけで，キレイなうちからやってしまえばいいと思います．

僕は，だいたいトイレ行ったときはちょこちょこ掃除してます．泡スプレーしてほかっとくだけでもキレイさ保てます．

トイレスタンプは，やってみたけど，あんまりかな？　いい香りはしますけどね！

COLUMN >> 10 「誰が何をする？　タスクと役割」

トイレ掃除を誰がやるかと同じ考えですが，なにかタスクが現れたときにどう処理するかは，全体で一番そのタスクが得意な人がやればいいと思ってます．他の人は，他の自分が得意なタスクを処理する．そうすればイヤな仕事も，みんなでやっていけるはず．それが集団でいるメリットだと思います．

一番ダメなのは，タスクと担当者の処理能力のミスマッチです．仕事が進まず，ミスが連発し結局他の人がカバーすることとなります．

サッカーのコーナーキックの時，背の高い相手 FW には，こっちの背の高い DF をあて，背の低い相手には，こっちも背の低いやつをマークつけるのと一緒です．

「ミスマッチ」「ギャップ」「ズレ」．このへんは，仕事においてはあまりないほうが良いと思います．

タスクを振るときは，「きちんと振られる側の処理能力とマッチしているか？」が，とても大事と思います．

スタッフそれぞれ，みんな絶対いいところがあります．そこを信じて，その能力が発揮できるように舞台を整える．これが院長の仕事かと思います．

あと同じような話で，僕と奥さんの中で「残りのネギどっちが食べるか．」で盛り上がったことがあります．

奥さんは，「ネギ大好き」です．僕は，「ネギ普通」です．

JCOPY 498-14816

だったら，僕のラーメンの中に残ったネギは奥さんが食べた方が，幸せが増え
てんじゃないか！？
みたいな話になりました．
どうでもいい話ですが．笑

僕がそのネギを食べてしまうと，普通．
奥さんがそのネギを食べると，幸せ！
で，幸せそうな奥さん見てると，僕も幸せ！
ほんのちょっとのネギで，こんなに世界が変わるかも！？笑

目の前のネギひとつをどう処理するかも，こんなふうに考えたら面白いですね．

内装について　成功その ⑤
でかプロジェクター！

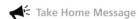

Take Home Message

"カンファレンスはみんなで見るので，でかい画面で！"

"テレビより，プロジェクター！"

"150 インチスクリーン＋プロジェクターで 15 万くらい！"

カンファレンスは「基本みんな集中してない」って考えてます．

でも，そもそもカンファレンスって，ずっと全員集中してないといけないでしょうか？

てか，そんなの無理ですよね……．笑

僕は，カンファレンスの目的は「情報の共有と方針の統一」と思います．これは，見学にいろいろ行っていたときに，ある先生から教えていただいた言葉です．

僕も，この言葉を聞いたときに「その通りだ！」と思いました．

でも「情報の共有と方針の統一」をスタッフ全員で，カンファレンス中にずっと集中する……って，実現するにはとても大変だと思います．

そんなにみんな，全集中できないっす！

逆に，全員ずっとカンファレンス中は集中しています！というカンファレンスがあったら，ほんとにすごいと思います．

目標は，全員集中できるような質の高いカンファレンスなのですが，なかなかすぐにできるものではありません……

それを強要しても，なかなかできないと思います．

カンファレンスはとても難しいなと，今でも思っています．

当院は，在宅医療をやったことがないスタッフが大半です．

JCOPY　498-14816

もともとピアノの先生をしていた方や，中学校の先生だった方，百貨店で和菓子を売っていた方もおり，医療に対する基礎知識が全然ないとこからのスタートでOK！としています．

ですので，現在のカンファレンスの目標は「スタッフたちの在宅医療の考え方のベースを作る」こととしています．

「在宅医療では，どういうところを見ているのか？」「在宅医療では，どういうふうに考えるのか？」「患者さんの言葉の背景には，どういった物語や想いがあるのか？」など，BPS モデルや家族志向型ケアの考え方などをちょこちょこ共有し，カンファレンスを行っています．

そこで，僕だけは全部しっかり聞いておいて「プレゼンありがとうございます！ちなみに要介護度は今どうですか？」「いいですね！　あれ，息子さんってこのこと知ってましたっけ？」「診断難しいですよねー．でも抗菌薬出すとしたら，一応診断つけましょうか！」とかコメントをしています．

みんなが「！」となるように，大事だと思う部分をコメントするようにしています．ネガティブフィードバックにならないように，気をつけながらですが．笑

なので，全員が集中して参加するっていうより，スタッフ同士なんとなく「ふーん，そう考えるのかー」っていう感じの情報共有でも現段階は OK！と思っています．

僕や他の医師からのコメントを聞いて，自分のモノにするかどうかは各スタッフに任せています．

また，僕が全て正しいわけではないので，僕もみんなの意見をちゃんと聞くように心がけています．全部聞けるわけじゃないけどね……

で！　本題ですが，根底として「カンファレンス，みんなどうせずっと集中できないでしょ」って思っているので，なるべくストレスがない環境でカンファレンスを行うのが大事と思ってます．

たとえば，安いパイプ椅子でお尻が痛かったら集中しにくいし，モニターの文字が

小さくて見えなかったら見る気も失せるし，発言者の声が小さかったら何のために発言してんだよとか思うし，カンファレンス中に電話とか，もってのほかだし……という感じです.

カンファレンスはただでさえ集中できない！って考えに基づいて，できるだけストレスなく集中できる環境作りを考えました.

電話とかは，ほんとに結構なストレスなので「かかってきたらとってね！」と事務さんに頼んであります. これだけでも本当に助かります.

文字が見えないのもかなりストレスなので，プロジェクターで映すスクリーンは，どでかくしました.

勤務の時のカンファレンス中に「文字が小さくて見えないよ……」って何度思ったことか……. それを解消したかったです.

うちは 150 インチくらいのスクリーンに，プロジェクターでカルテを映して，カンファレンスを行っていました.

コロナ前までは！

今では密を避けるようにバラバラに座って，1 人 1 台の PC でオンライン・カンフ

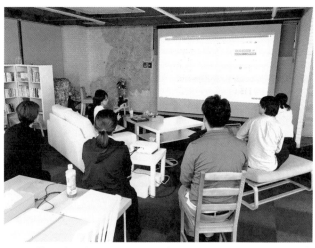

コロナ前はプロジェクターでこんなふうにカンファレンスしてました！

ァレンスにしています.
ですので，このプロジェクター，最近使えてないです……

こんな感じで，ちょっとでもみんなの集中をそらさないように，ストレスはできる
だけ排除してみてます．それでも寝ちゃうスタッフもいます！笑
まあ，それは仕方ないかと思っています．僕も勤務医のとき，めちゃ寝ちゃってた
しなあ……

そういえば，院長になってからは，カンファレンスで一度も寝てないわ！
やればできるんじゃん！と思ってます.
やはり，環境，立場，責任とかは，行動を変えるかもしれませんね！

>> 11 「見た目より実用」

スクリーン，手動のもので 10 万円しなかったです．安くて最高です！
電動は高いし，壊れたら面倒だし！

プロジェクターも，とりあえず BenQ のそこそこのやつ買って，ぜんぜん OK
です.

あとは，マイク．これ，内装業者に備え付け頼むとバカ高いです.
そりゃあいいやつなんだろうけど，カンファレンスとか，勉強会のときだけち
ょっと使えればいいじゃないですか！
使用用途に比して高すぎでした．何十万という感じ.
で，なんかいいのないかなー，って思ってたらありました！
「マイク付きスピーカー」これです！　6 万円くらいでマイク使えます！
ぜんぜんこれで OK！　音質とか気にしないしカラオケやるわけじゃないし！
これでやってみて，もう少しマイクにこだわりたい人は後から買えばいいと思
います.

あとは，勉強会でパソコンから音を出したいけど，パソコンのスピーカーじゃ小さい……ってときは，ANKER のポータブルスピーカーを使ってます．4000円くらいです．ぜんぜんこれで OK！

物品系で思うのは「自分で探してきたほうがかなり安い！」ってことです．
今はアマゾンでなんでも買えるし，安いの買ってみて試してみればよいし，と思います．
でも，いざ開業となると，みなさんいいモノ欲しくなっちゃうんですよね．笑

ここで！　思い出してほしいのは，在宅医療開業の大きなメリットの1つに「初期投資が軽い！」ってのがあることです．
いいモノ買ってもいいですが，それがどれくらい収益を生み出すモノか？が大事です．
迷ったときは「初期投資が軽い！」というメリットを活かすためにも，まずは安いほうでよいんじゃないかと思います．

僕がいいモノ買ってダメだった例としては，
• PORTER の大きめのリュック
• MacBook Air 13 inch
ですかね．

PORTER は「これで訪問診療とか，かっこいいじゃんー！」と思って買いましたが，チャックが固くていまいち好きじゃなく，やめました．
結局今は，ユニクロの 4000 円くらいの 3WAY バッグです．ぜんぜん使いやすい．
THE NORTH FACE のシャトルデイパックもいいんですが，ユニクロは 1/3 の値段ですので，ぜんぜんありです！

MacBook Air は「Mac で在宅医療とかやってたら，かっこいいじゃんー！」と思って買いました．
実際，僕が普段使ってるのも Mac ですし，使いやすくて大好きなので買いました．

JCOPY　498-14816

でも！　スタッフみんなが使いやすいって思うわけじゃなかった！
Mac 使ったことない人が多く，その変化に困ってる感じもありました．
「Windows がいい」という意見が多く，全て Mac は断念しました．
今は，ASUS の Chromebook をスタッフは使っています．
Chromebook ですが，安い！　35000 円！　そしてぜんぜん使える！
スタッフが落として壊れても，あきらめがつく！笑

「見た目より，実用的かどうか！」
開業してから，モノに関しての考え方は，こうなってきました．

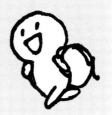

こんなボクでも開業できました！

内装について　失敗その①
全部温水つければよかった！

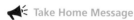

🔊 Take Home Message
"冷たい水は，冬きつい！"

内装の失敗その①は，全部の水道から温水が出るようにしなかったこと！です．
温水器は電気式のやつです．ネットで買うと1台5万〜10万くらいかな．スイッ
チがついており，夏場は OFF しておくこともできます．

うちには手洗いが2つあります．1つは診察室内．もう1つはキッチンです．
開業前は「診察室内はほぼ水使わないし，まあいらないでしょ……！」
「キッチンで食器洗い，歯磨きなどなどするので，こっちは温水いるな……」
って思ってたので，ケチってキッチンのみ温水出るようにしました．考えていたと
きは夏だったので，冬の冷たさを忘れてしまっていたかもしれません．笑

実際開業してみると！　キッチンの手洗い1つじゃ，いろいろと足りないです！
歯磨きしようと思ったときにキッチンに1人いたら違う手洗い使いますし．
結局スタッフが増えてくると，どうしてもどっちも使うんですよね．僕も「冷
た！」と思いながらマグカップ洗ってます……
でもこれ後付け出来るはずです！

が，通常業務がありちょっとめんどくさくて出来ないんですよ，これが！
こういうこと多いです．
「業者に頼まないといけない update 遅れがち」ですね……
いかんいかん．
この原稿を書いたのを機に，ちゃんと update しないといけない！と思い，業者
に見積もりをとりました！

JCOPY 498-14816

すると数十万円の見積もりが来ました……
今あるモノを取り外して，新しいのを取り付けるのは結構労力かかるようです……
なので結局そのままに……

みなさんは僕のように失敗しないように気をつけてくださいね！

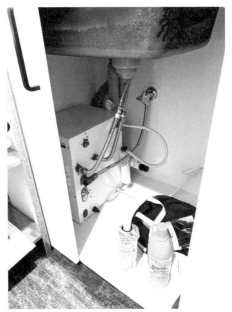

温水器！　ぜったい必要！

開業準備って，いろいろな業者と関わりますが，はっきりいってめんどいです！

こっちは「値段」「質」「納期」くらいをパッと知りたいくらいなのに，そのための日程調節とか，マジめんどいです．

日中の診察しているときに電話とか来ますし……

まあ，あっちも日中仕事なので仕方ないんですが……

そこでオススメなのは，業者との間に連絡役としてだけでも誰か入ってもらうこと！です．

日程調節とか見積もり送ってもらうとか，そんな感じのやりとりをやってくれる人がいるだけで自分の頭を他に使えます！

僕はそんなに頭のキャパが大きくないので，手伝ってもらうしかないんです！

初めは奥さんとか家族でいいと思うし，手伝ってくれる事務さんがいれば，とても助かると思います！

僕の場合は，たまたまもう一人の弟が自営業をやっているので，僕と業者の間に入って連絡役をやってもらっています．

相見積もりとか，こちらからの要望とか，価格交渉とか，直接僕が連絡するとやりにくいことがあります．こういうときに間に入って連絡したり交渉したりしてくれると，めちゃ助かります！

さらに！　家族に手伝ってもらうときに大事だなと思うことは「きちんとお金を払うこと！」です．

親しき仲にも礼儀ありじゃないですが，お互いに気持ちよく仕事をするためには，ちゃんと支払いはしたほうが良いと思います．

頼まれた側が「これ，意外に大変じゃん！」と思うこともあるし，頼んだ側が「あれ，まだやってないの？　遅くね？」と思うこともあります．

このギャップは無いほうがいい！と思ってます．

お金を払う目的は「タスクに対するお互いの優先順位をできるだけ揃える！」かなあと思います．弟は自営業で自分の仕事もしているので，僕と弟で頼むタスクの優先順位の共有が難しいです．

当然，他の人よりは言いやすいし，やりやすいんだけど，さらにちゃんと機能させるためにはお金を払うという外的動機の力を，いいバランスで借りるっていうのも大事かなと思っています．

もちろん，手伝ってくれた感謝の気持ちもありますし，お互いの仕事がスムーズに進むような推進力になると思うので，親しい人ほど手伝ってもらったら，しっかりお金を払ったほうが良いと思います．
むしろ，お金を払わないメリットって目先の数万円得するってだけで，お互いの関係性が悪くなっちゃうようなデメリットのほうが大きいと思っています．

払うことに意味があると思うので額はあまり気にしていないです．お互い納得して受け渡せる金額でやるのが良いと思います．
僕と弟は「他の人に頼んだらいくら払うか？」っていうのを想定して，だいたいその金額でタスクを手伝ってもらっています．

内装について　失敗その②
スイッチいまいち！

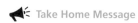

Take Home Message

“どこがどこのスイッチだよ！”

次の失敗は照明のスイッチです！
プロジェクターを使うときに照明を半分だけ消したいんですが，そのスイッチが入り口に1カ所しかないので，いちいち消しに行かないといけない！
めんどくさい！
数カ所付ければよかった！という感じです．
それかリモコンか，それこそ音声で管理！がいい！
「電気消して」とかのやつって，後付けできるんでしょうかね……

あと，どれくらいの区域に分けるかも重要と思います．ライト1個ずつのスイッチだとめんどくさいので，ある程度区域をまとめてON / OFFしますよねふつー．でも，その区切り方ってけっこー悩みます．前後の2つに分ける？　もう少し細かく4つに分ける？　分けすぎるとめんどそうだし……
これはどうしたらよいかわかりません！笑

あと，スイッチ盤もとても重要です！
「北」「北東」「前」「右後」とか書いてあるスイッチが一般的かと思いますが，これじゃよくわかりません！
部屋の中で，どこが北か把握してる人いますか！？　僕はしてないです！　「前」ってのも，基準が分からん！　どこが前！？　院長の僕もどこが前か決めてないのでわからないです！

スイッチって，よく考えると難しいと思います．

天井の照明という水平配列のモノを壁にあるスイッチという垂直配列で表すので，基本無理ゲーなんです.

あとは製品として，3個スイッチ盤，6個スイッチ盤とか規格もあると思うので，すべてこっちが思うようにはいかないっていうのもあるとは思います.

一番いいのは，見取り図を壁に貼って，それにあわせてスイッチ盤を配置する，かなと思います.

いい感じにできればですが.

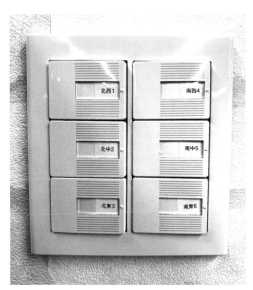

部屋の中で東西南北を把握してないので，こう書かれても……
「スクリーン前」「入口前」とか目的別がオススメかな！

こういう「スイッチ盤の配置」とかって「すぐには気がつかない，使いにくい
ポイント」だと思います，ってことは，気づきにくくて内装業者に直してもら
いにくいです……
みなさんには，こういう「見逃しやすいポイント」をいっぱい知ってもらい，
少しでも失敗しないようにしてほしいと思っています！
内装の大きなイベントとして「引き渡し」ってのがあります．
内装業者が作った内装を，一緒に内覧して説明うけて「これでOKです！」っ
て言う儀式です．

これ，気をつけたほうがいいです！

ここでスルーしちゃうと基本そのままになっちゃいます！
自分が再度連絡取るのが面倒なのと，相手も対応面倒に思ってくるのと，引き
渡し後だと追加料金かかる可能性が高いと思います！

ポイントはいろいろありますが「新築戸建て　引き渡し　ポイント」とかで調
べるといろいろ出てきますので，それを参考にしてもらえれば良いと思います．
家を建てるわけではないですが．
見るポイントなどは参考になります．

ドアのガタつきとか，電気が全部つくかとか，コンセントが全部通ってるかと
か，ポイントは，たくさんあります！
できるだけ家族で参加して，いろんな目でチェックした方がいいです！　自分
だけで気づかないところも，奥さん気づいてくれたりするかもですので！
新築の家などだと2時間くらいかけてチェックするようです．

僕はと言うと，無知でしたので5分くらいで終わっちゃいました．
「引き渡し」は，責任がこっちに移るという儀式ってのを全く知らず，
「できましたかー！　いいですねー！　ありがとうございまーす！」

みたいに，全然見てなかったです．笑

今思えば，ちゃんとわかってチェックしてれば，
- どこを押すとどこが消えるかわからない照明のスイッチ盤の配置
- 大事なところに少ないコンセントの配置
- 磁力が弱いマグネットホワイトボード
- 実は欲しかった壁掛けテレビ
- 手すりに当たって補充がしにくいトイレットペーパーホルダー
- 西側に足りないブラインドカーテン

このへんに気づけたかもな……と思います．

みなさん，「引き渡し」は内装を修正する最後の機会です！
できるだけ家族などと一緒に見に行きましょう！
たくさんの人で，たくさん時間をかけてチェックして，納得してから引き受けるようにしましょう！

僕みたいに，無知によるザルみたいなチェックで，後悔しないでください！
よろしくおねがいします！笑

内装について　失敗その ③
コンセント少なっ！

📢 Take Home Message

"多すぎで困ることは，ない！"
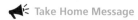

次の失敗はコンセントです！
コンセントは，とにかく多めにつけてもらったほうが良いです！　以上！

電源は，開業前からかなり考えました．
机などもスタッフ数に合わせて配置変えていく予定だし，コードがなるべく見えないようにスッキリさせたいし，カフェみたいに机で便利に充電もしたいし……って感じで，電源やコンセントに関してはかなり考えてました．
それでも！　結局足りない！ってなってしまってます！

事前にけっこー考えてたので，壁にたくさんコンセント作ってもらったのと，フロアの部分を OA フロアっていうのにして，その下に電源タップを張り巡らせ，必要なときにはフロア下の電源タップへ AC アダプターが差せるようにしました．
最終的に，OA フロア下に 6 口の電源タップ×6 個を用意しました．
おかげで，電源コードが床にびろ～んと伸びているところは少なく，かなりスッキリしているオフィスだと思います．

机の上への給電は，机の裏にさらに電源タップを貼り付けて使っています．
机で充電したいときは机の下に電源タップあるよって感じです．
これはけっこう良いと思います．
電源タップは AC アダプター差し込み口の他に USB ポートがついてるモノが便利だと思います．最近は USB ポートから充電する物も多いので，初めから USB ポートついてるやつのほうが，スッキリするのでオススメです！

JCOPY 498-14816

しかし！
いろいろ工夫しましたが，結果コンセントの数は十分ではありません！笑

実際に 2 年ほど使ってみましたが足りないです！
ここに照明ほしいな……ここに加湿器おきたいな……掃除機ここかな……プリンター，FAX，Wi-Fi ルーター，シュレッダー，電話デスクトップ，スピーカー……などなど．
やっぱり使いたいものって多くて，コンセントの位置にかなり影響されます．
特に！　キッチンはコンセントたくさんほしいです！
冷蔵庫，冷凍庫，電子レンジ，トースター，電気ポット，コーヒーメーカー，ライトなどなど……思ったより必要です．

壁のコンセントは多めに！　これが鉄則かと思います！

あと！　ブレーカー落ちる問題！
ど素人なので理解はぜんぜんできてないですが，電力いっぱい使うと危ないからブレーカー落ちますよね．
オフィスも同じですが，うちは診療所内を区域で分けているようです．オフィス内を 4 区域くらいに分けてブレーカーが設置されてるようです．
だから，こことここでセラミックファンヒーター使うとブレーカー落ちる！
けど，こっちなら大丈夫！
みたいなことがおきてます．
「どれくらいでブレーカーが落ちるかは決められますよ」と電気屋さんが言ってたので調節は出来ると思いますが，正直めんどくて後からやらないっすよそんなの……
どこまで安全なのか，って話はありますが，電源のブレーカーはあまり落ちないように電力のワクを大きめに設定しておくと便利かもと思います．

コンセントぐちゃぐちゃ問題……．これ，どうにかしたいと思いますよね……
PC，iPhone など，多様化するオフィスでは充電が必須です．机の充電コードも充電ボックスの中もスッキリ！　ストレスなく充電！　が目標ですね．

ついでに言うと訪問診療は車に乗って外で仕事しますので，外でPCやWi-Fiの電源が切れたら悲惨です.

なので車内で充電します.

シガーソケットから電源が取れるやつがあるので，便利です！　安すぎるやつだと充電できず「ウィィィイイインー....」って言い続けてるので，いつ発火するか怖いですが.笑

携帯もPCも，初めはいいですが徐々にやっぱり車内で充電したくなります.

緊急時，災害時のためにも，車内で充電できるようにしておいて，悪くないと思います.

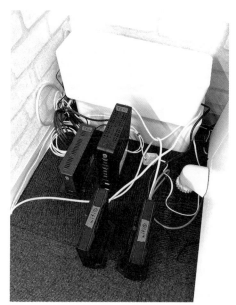

Wi-Fiルーターは，壊れたときのために2台置き！

JCOPY 498-14816

内装について　失敗その④
壁一面のホワイトボード！

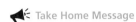 Take Home Message

"みんなのあこがれ！　だけど案外使わない！"

次の失敗は壁！　壁一面のホワイトボード！
これ，なんか憧れませんか？笑
僕はなんとなく憧れて作ってもらいました！

実際は……
ホワイトボードあまり使いませんし，マグネット激弱でぜんぜんダメでした！　壁一面のホワイトボード，憧れてましたが使い勝手いまいちでしたねえ……
いい使い方あったら教えてほしいです……

僕の考えでは，ホワイトボードは，
【メリット】
- 関連図が描きやすい
- 一覧できる
- 白で明るい感じでよい
- プロジェクター映しながら，書き込む感じにもできる
【デメリット】
- きれいに消すのが案外めんどい
- 診療所の外に出ちゃうと見れない
- マグネット思ったより激弱
て感じでしょうか.

情報共有に関してですが，うちの診療所では Google Workspace のサービスを

JCOPY 498-14816　　　　　　　　　内装について　失敗その④　壁一面のホワイトボード！　143

使ってやっています．なので，みんな外に出て訪問診療していても携帯・パソコンで情報をいつでも確認できます．

この遠隔での情報共有は，外にバラバラに出ていく訪問診療ではめちゃ大事です！なので，そもそもホワイトボードというアナログなもので情報共有することがあまりなかったです……

かっこいいから！とかではなく，ちゃんと使うかどうか考えて導入しないといけなかったなあと反省してます．

結局，仕事場ですので，使わないとその投資は意味ないですので……

今は，壁一面のホワイトボードは，写真をマグネットで貼ったり，重要度は高いけど緊急度は低い情報を貼ったり，そんな感じにしか使ってません……．院内掲示板ですね．

あと，ホワイトボードってマーカーで書いた字が意外にきれいに消えないんですよねー……．汚いホワイトボードってなんかダサいし……

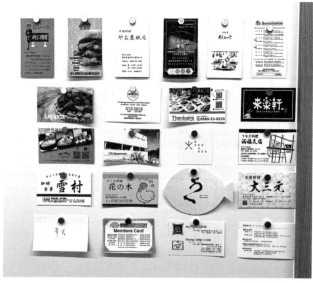

訪問中に行きたいごはんリスト！

JCOPY 498-14816

マグネットも，強い磁石買ってみたのですが，A4 の紙 1 枚くらいしかとめれない
です……
写真 1 枚も，磁石 1 個じゃ無理かな……．ただの鉄板にしたほうがよかった……
壁は診療所のイメージを大きく作るので，いい感じにしたいところですね……

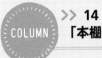

COLUMN ≫ 14 「本棚の役割」

壁の役割は，「空間の仕切り，雰囲気作り，情報掲示」とかかなと思っていま
す．
本棚を壁にすると，収納って役割も追加されますね．

本棚の話に変わっちゃいますが，本棚は絶対作ったほうがいいです！
それも大きめの，おしゃれなやつ！

本棚ってすごいパワーがあります．
何でかというと「その人の頭の中のことが，一覧できるから」です．
本棚をみれば，その人の頭の中がなんとなくわかる気になります．

ってことは！
みんなに伝えたいことが書いてある本を本棚に並べればいいんです！
その本を読んでくれるかどうかは，ぶっちゃけカンケーないです．
背表紙だけ見て「ふーん．院長こんな本読んでるんだ．へー」だけで OK で
す．

うちに見学来てくれる人，特に医者は本棚にがっつきます．
やっぱみんな勉強好きなんですね！　すごい！

これ，けっこー長くなっちゃいそうなので，いったんおしまいにします！
本棚で 1 章書きます！

内装について　失敗その⑤
壁掛けテレビ忘れてた！

 Take Home Message
"テレビは壁掛けがいちばん！"

次の失敗はテレビです！
壁掛けテレビ置こうと思ってたんですが業者に伝えるのを忘れました！笑
内装の引き渡しが終わった後に「あ！！！」と思い出し業者に確認しましたが，壁が石膏ボードになってるので今から壁掛けつけるのは無理！と！

あちゃー！　どーしよ！　テレビ台は置くとじゃまだし……うーん……
そこで「テレビ　壁掛け」で検索！
すると！　なんか木の棒 2 本買ってきて，作れそうじゃないですか！　おー！
ってことで壁掛けテレビを DIY しました！

用意したのは，
* 2×4 材（ツーバイフォー材というらしい．ホームセンターで売ってて必要な長さに切ってくれる）
* ディアウォールっていう突っ張り用のやつ
* 接続の金具とネジ
* テレビを取り付ける金具
* テレビ
です！　テレビ以外では合計 1 万円くらいと思います！

木材を 2 本天井と床で突っ張って，その間にハシゴみたいに木材を固定して，そこにテレビを取り付ける金具をネジで固定して，完成！
けっこう簡単です！

JCOPY 498-14816

2×4材をホームセンターから持って帰ってくるのが一番大変！　長いから！笑
こういうの売ってるんですねえ．便利な世の中です．

今使ってみてますが，いい感じです！
ほんとは，初めから壁掛けのほうがスッキリしてかっこいいけどね……．

頑張れば，DIYでなんとかなるところもあります！　「どうにかならんかなー」と
思ったらYouTubeで調べてホームセンターへGO！です！

あとは，診療所にテレビいるのか？ってことも考えましたが，結果あってよかった
です．
理由は，
- 待合室に置けば，外来患者さんの時間つぶしになる
- スタッフの昼休憩に使える
- 災害や緊急ニュースなどのときは，情報垂れ流しておける

って感じでしょうか．

当院は，基本的には訪問診療メインですが外来も少しだけ診ています．そのときに
どうしても待ち時間はできてしまうので，テレビあってよかったなと思っていま
す．

あとは，地震とか災害の時とかの垂れ流し情報としては，テレビがいいのかなと思
います．
ほんとは，災害時にはTwitterとかが1番有効と思いますが，診療所のスタッフ
全員が使いこなせるわけじゃないし，能動的にこっちから情報取りにいかないとい
けないので，違う作業しながら垂れ流しておくにはいいのかもなと思っています．

まあ，災害時にはしっかりと情報を集めて精査することが大事と思うので，情報を
受けるデバイスのリスクヘッジって感じでしょうか．
「災害対策」，これも悩ましいところですよね……

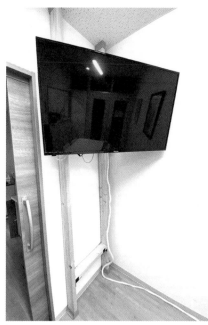
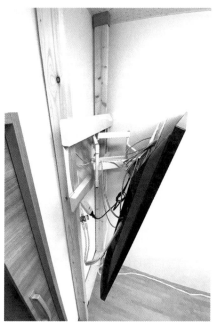

頼みわすれた壁掛けテレビを DIY ！　まあまあかな！

COLUMN >> 15 「テレビがベスト！」

テレビについて書きましたが，僕ほぼテレビ見ないんですよね.
ネットばっかりです.
テレビ見るときは，UEFA Champions League 決勝 とかくらいです.
1 日でテレビ見る時間は，診療所で歯磨きする 2, 3 分くらいですね.

だって歯磨きするときってタイピング出来ないし，下向くとよだれ垂れるし，
携帯もってると手が疲れるし，だからテレビがベスト！なんです.

でも,
テレビ見なくても生きていけます.
天気予報見なくても生きていけます.
テレビに流される人生はイヤ！です.

恣意的な切り取り方や，見てるときの受動的な感じがイヤなんでしょうね．たぶん.
まあ，テレビって，みんなが好きなことをやらないといけないので大変だと思います.
視聴率が低いとダメってことなんでしょうし.

てことは，僕みたいにちょっと変な人間に刺さる番組なんてないんだと思います.

あえて好きなのあげてみると，「ダーウィンが来た！」ですかね．笑
あと「黒バラ」の野球モノマネベースボールは好きでした.
野球よくわかんないし SMAP ファンでもないんですが，中井くん（中居くん）がなんかめちゃ楽しそうで好きでしたね！

内装について　失敗その⑥
キッチンせまい！

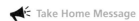 Take Home Message

"手洗いスペースは広い方がいい！"

次の失敗はキッチン！
キッチン，広めに作ったはずなんだけどせまいです！　キッチンは，けっこーでかくてもいいと思います！　思ったよりスペース必要なんですよね.

だいたいキッチン周囲に置いてるモノは,
- 冷蔵庫
- 冷凍庫
- 電子レンジ
- トースター
- 電気ポット
- コーヒーメーカー
- コーヒーカプセル
- BRITA のポット
- ハンドソープ
- 食器洗い洗剤，スポンジ
- コップ，食器立て
- ペーパータオル
- 歯ブラシ，歯磨き粉
- おぼん
- ゴミ箱

こんな感じですかね.

JCOPY 498-14816

で，コーヒーとかカフェオレ作るスペースとか，電子レンジから出したものにタバスコかけるスペースとか案外必要です．

で，歯磨きしてる人とか，手洗いしてる人とかがいると通りにくいです．

今の倍くらい大きいキッチン，通路でもよかったかな……と思います．

水回りって後から改造しにくいんですよ……．なので，大きめがいいと思います．

特に，スッキリ心地よい空間を作りたいなら「余裕」っていうのが大事と思います．キツキツな空間はなんか使い心地よくないと思います．

開業してすぐはスタッフの数がそれほど多くないのでいいですが，10 人を超えてくるとマグカップも 10 個くらいになるので，それを置くスペースも必要です．マグカップ 10 個って案外スペースとるんですよ！

スタッフ数を増やしていく予定なら，特に水回りは後から手を加えにくいですし「広め，大きめ」がいいと思います！

そう思うと，うちの今のキッチンは，55 点くらいかなあ……

それと，うちはキッチンの場所もよくないなあと思います．

キッチンの奥にトイレがある感じになっているのでトイレ行くときにキッチン前を通ります．やっぱりキッチンに人がいると通りにくい！って感じになっちゃってます．

キッチンで洗い物してたり，歯磨きしてたりするとトイレ使いづらい……とかもあるなあと思います．

だからトイレはトイレで別スペースがいいかもしれません．

トイレはちょっと離れてて音も気にならないところにって感じが大事かも．

設計もとっても大事と思います．

僕はトイレというスペースが好きなので，いい感じにしました．笑

トイレも「広め，大きめ」のほうがいいと思います．後から広くできないですからね．

とってもキレイなトイレなら，いちいち「きれいにお使いください！」とか「きれいに使って頂いてありがとうございます！」とか書かなくても，みんなキレイに使

いますよ.
キレイな感じを保ちたくなるので,僕もその都度掃除しちゃうし.

「キレイなトイレにするには,キレイなトイレにしておく!」これも大事かなあと思います.

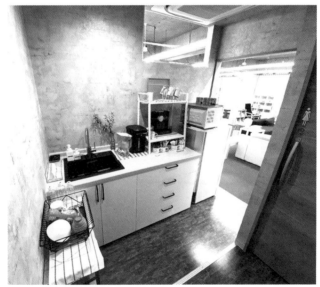

IKEA のキッチンセット! ちょっとせまい!

 JCOPY 498-14816

こんなボクでも開業できました！

内装について　失敗その⑦　ランチスペースせまい！

📢 Take Home Message

"ランチスペースも広い方がいい！"

次の失敗はランチスペースです！
開業準備の時にスタッフのランチスペースのことまで考えてられねーよ……
って感じです…….　笑
でも実際に働き出すと，スタッフのランチの時間ってとっても大事です！
できるかぎりちゃんと休んでほしいです！　午後もがんばるために！

うちは待合室のような部屋に，手洗い，テーブル，イス6個，テレビもあるので，今はそこがランチスペースになっています.
でも部屋が狭いし6人くらいまでしか使えないんですよね……
このままスタッフが増えていったら食べる場所ないなあ.　どうしよう.
と思っていたら新型コロナウイルス感染症が拡大し，ランチはそれぞれバラバラに食べてもらうことになりました.　時間ずらしたり，空間をとったりって感じです.

うちの対策としては，まずは昼休みの時間をずらしてとってもらっているのと，診療所の前の廊下にアウトドア用のベンチを2m以上離して3つ置いて，そこでランチをとってもらうことになりました.
なので，ランチスペース問題は，新型コロナウイルス感染症によって強制的に解決されました……

でも，冬は外のベンチで食べてもらうのはとっても寒いですし，スタッフがちゃんと休めてるかは不安です……
ちょっとでも温まってもらうために，廊下付近に電気ポットを新しく買って，コー

ンスープとかスープパスタとか，みそしるとか置いてスタッフが食べて温まれるようにしたり，ホッカイロ置いたりしています．
春とか秋とかは，外のベンチで食べれるのは気持ちいいと思うんですがねえ……
冬の寒い時期に，この制度に協力してランチを取ってもらってるスタッフに感謝です．

ランチスペースだけでなく，休憩スペースも重要だと思います．
食事後の休憩スペースとしては，
- IKEA のポエング（ある芸人さんがテレビで壊したやつ笑）2 個
- マッサージチェア 1 個
- ソファ 2 個
- 無印の人をダメにするソファ 1 個

があり，スタッフには，だら————っと昼は過ごしてもらっています．笑
寝てたり，マンガ読んだり，本読んだり，携帯みてたりしてます．
ネスプレッソのコーヒーメーカーは自由に使えるようにしてあるので，コーヒー好きな人は飲んでます．

こうやって，だら———っと休憩できるのも大事かなと思います．スタッフ今は10 人くらいいるので，ソファもう 1 個必要かなと思っているくらいです．
仕事はしっかりやってもらって，休憩はしっかりだらだらしてもらう．
これがいいかなと思います！

訪問診療は外に出るので，そのまま外でご飯を食べて昼休憩！ってことも多いです．
これがひとつの楽しみですね．
今日はこっちエリアだから，ここでお昼かなー！みたいな感じですね．

でも今は，新型コロナウイルス感染症の影響で，スタッフとの外食にはとてもとても気を遣うようになってしまいました．僕はもうずいぶんスタッフと外食していません．
訪問診療の楽しみの 1 つが減っちゃったので，さみしいですが仕方ないですね．

JCOPY 498-14816

テイクアウトなど，また新たな楽しみを見つけていこうと思っています．

テイクアウトなら，うちはセブンイレブンが目の前にあるので助かってます！
が，毎日コンビニはやっぱりちょっと飽きるよね……
たまたま近くに有名なパン屋さんもあり，でかいスーパーもあるので，うちはとてもありがたい環境にあると思います．

「食事と休憩」は大事だと思っています．
そこで，うちは「社食」もちょこっと始めています．
冷凍弁当が定期的に届き，それをスタッフに半額で提供って感じですね．うちは「nosh」っていうサービスを利用しています．スタッフからはおいしいと評判です！　冷凍なので，保存しておけてロスも少ないのでよいです！
こういういいサービスがあれば，積極的に利用していきたいですね！

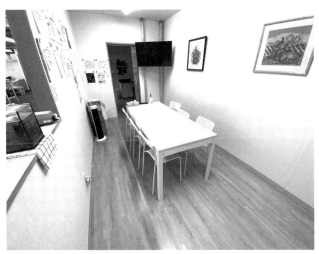
スタッフ休憩スペース！　今はコロナで1人ずつの利用です……

第 5 章

なに買うどれ買う！？

ホームページについて

📢 Take Home Message

"ホームページは必須！"

"わかりやすく！　お金もやすく！"

"細かい訂正をすぐにしてくれるところがよい！"

ホームページは，絶対必要！　理由は，

① 患者さんやその家族，地域の医療関係者への情報提供ができるから

② スタッフのリクルートの窓口となるから

です！

当院も「ホームページみました」というご家族も多く，みなさんやっぱり調べるんだなという印象です！　ホームページを見て院長である僕の顔を見ておくと，ちょっと安心するらしいです．笑

あとは，僕の生い立ちも書いてあるので「孫が先生と出身中学一緒ですわー」などと言ってくれることもあり，初回訪問で一番大切なラポール形成がしやすいなあと思っています．

またホームページの良い点としては，スタッフのリクルートにもつながる点です．

在宅医療に興味がある方が，自ら調べてアクセスしてきてくれます．

そういう能動的な方はとてもモチベーションも高く，ともに共感してチームとして動きやすいかと思います．

当院は開院から約2年でホームページから約10名の就職希望の連絡をいただき，実際に4名をスタッフとして採用しました！　4名とも，とても一生懸命頑張ってくれるスタッフで，なにより「在宅医療を広めていきたい！」と思う気持ちが強

いように思います.
このようにスタッフと目標が共有できることは院長としてはとても助かります！

ホームページは，実は目標をともにし，モチベーションが高いスタッフを呼び寄せるとても大事なツールと思います！

で，ホームページの作り方ですが，凝りだしたらキリがないです……
どんどん部屋が増やせる家づくりみたいなもんで，どんどんどんどん入れたいこと増えちゃうと思います．それだけ院長は思いが強いんですよね……
思いが強いのはいいことなんですが，読む側がそれを求めているか？はちょっと違うかもしれません．僕がホームページを作ったときのコンセプトは「わかりやすく！　お金もやすく！」です！笑

「わかりやすく！」はとっても大事と思います.
どれだけこだわったモノでも，見てくれる人がいて，伝わらないと意味ないです．
なので見るときに，できるだけストレスないように，見た目のシンプルさ，色合い，スクロールの長さ，ページの少なさなどを考えました．

あと「お金もやすく！」も大事かと思います．
がっつりお金かけていいもの作りたくなるかもですが，まずは小さく作ってみて，うまくいったらがっつり投資すればいいと思っています．
じゃあ実際どういうとこにホームページ作成頼めばいいんだよ！って迷うと思います．

僕は，ホームページ会社を選ぶポイントは「レスポンス」だと思います！
理由は，みんなに公開されているものなので訂正があればすぐに修正することが大事だと思うからです．
医療機関として間違った情報をずっと掲載しておくのは信用を失うことにもなりかねないかなあと思います．
なので，ホームページ会社は「レスポンス」で選ぶことをオススメします！
普通に契約前の連絡とか，そういうレスポンスみれば良いかなと思います！

ホームページは作ってからも，ちょいちょい修正したくなります．そのときに修正，追加など，すばやく対応してもらわないと困ります．初回作成はがっつりやるけど，修正は遅いってところも聞きます……
そうだと困りますので！

実際に，いしぐろ在宅診療所のホームページは，知り合いの紹介で作ってもらいました！　地元豊田市の和田さんっていう人で，当院のロゴも和田さんに作ってもらいました！
僕より年下ですが独学でデザインとかやってて，ちょうどアマチュアデザイナーから，デザイナーだけを仕事としていこうかって時に紹介していただいた感じでした．

なんで和田さんにしたかというと，一番いいのは，レスポンスが早いこと！
僕らは LINE で連絡をとってます．気になったことがあれば，その都度 LINE で連絡すると，すぐに訂正してくれます．
たとえば当院は，スタッフが増えるたびにスタッフの似顔絵を追加してもらっています．そのレスポンスも，とても早くて助かっています．
あとはちょっとした文字修正も，すぐやってくれてありがたいです．月々メンテナンス代払ってるので当然かもしれませんが，すぐ直してくれるので，僕はメンテナンス代を払っているお客さんとして満足しています！

レスポンスがよさそうな，ホームページ作ってくれるとこが決まったら，あとはホームページ作りです！
僕は，ホームページも「TTP（てってーてきにパクる）」しました！
ホームページ作成している時期は，他のことでもなかなか忙しく時間がない感じでした．「時間もないし，お金もかけたくない」って感じでしたので，ここで！　「よし！　いい感じのやつ TTP しよう！」と決めました！笑

方法は，とりあえず 10 個くらい在宅クリニックのホームページを見て，これだ！と思うやつをデザイナーに送って「とりあえず，コレとおんなじように作って！」と言うだけです！　イメージを伝えるには，コレが一番です！

JCOPY　498-14816

ホームページって何層に分けるとか，地図どう組み込むかとか，院長紹介どうするかとか，けっこーめんどいんです．
作成側も気を遣うので，やりとりが進まない感じになります．
デザイナー側も「とりあえず，コレとおんなじように作って！」と言われたら，ラクなんじゃね？と思って，こうしました．
デザイナーとしては，いろいろ自分を出せずに不満な方もいるかもしれませんが，うちの和田さんは全然そんなことなく，とても助かりました！
実際には，いろいろなクリニックのホームページのいいところをとりいれて，あとはちょっと微調整しただけで，いしぐろ在宅診療所のホームページは完成しました！

金額はスマートフォン対応もしていただいて作成代 20 万円くらい，月々メンテナンス代 3000 円くらい払っています．
これくらいの値段なら，とっても効果的な投資と思います．
100 万円もするホームページは僕には使いこなせないので不要です……

なんでもそうですが，院長の思いが強すぎて，院長しか読んでないホームページにならないように注意ですね！笑

今後ですが，本当はもう少し増やしたいページもあるんですけどねー……
「訪問診療のいちにち」とか「在宅医療のたのみかた」とか．みんながもっと在宅医療のなかみがみえるコンテンツとか面白いと思うんですが……

このへんは，ちょっとした楽しみとして，取っておく！ということにしています！

往診グッズは，ほぼアマゾン，ときどき 100 均，無印，ユニクロ

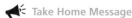 Take Home Message

"ほぼアマゾン"

"ときどき 100 均，無印，ユニクロ"

往診グッズは，だいたい決まってきます．

いろいろクリニックを見に行けば，だいたい同じ感じになってます．みんな工夫して，整理整頓，物品管理，在庫管理しています．

僕が見学したなかで一番すごい物品管理は，やはり，みどり訪問クリニックの姜先生のところですね．ここはすごい！

物品管理は，ここだけ見に行けばいいと思います！笑

「だれがやっても，同じように，無駄なく，間違いなくできる」というようになってて，きれ―――にモノが並んでます．

そこを参考に自分たちでちょっとアレンジしました．

当院では，診察時に持って行くモノは，

- **PC バッグ**
- **処置バッグ**

です．

PC バッグには，ノートパソコン，モバイルプリンター，コピー用紙，ハンコなどがメインで入ってます．

バッグは，ユニクロの「3WAY バッグ」を使ってます．理由は，安いからです！

安いわりにしっかりしてて，全く問題ないです．1 年くらい使うとチャックが壊れるときもありますが，壊れたら買えば大丈夫！

処置バッグには，アルコール消毒，バイタル測定セット，採血セット，針捨て BOX，検体 BOX，ゴミ BOX などがメインで入ってます.

バッグは無印良品の「荷物の量で広げられる　撥水　ボストンバッグ」を使っています.

理由は，これくらいの大きさで，自立してくれて，がま口で開いて取り出しやすいバッグが他にないからです.

このバッグ 5,000 円くらいで安いし，汚れも付きにくいし，ほんとオススメ！
1 回買ってみてください！

もしくは，うちが使ってるのを見に来てください！　そしたらわかるはず！

このバッグを見つけてきた天才は「みえ在宅医療クリニック」の門間先生と聞いています！

弟が「いしが在宅ケアクリニック」で常勤として勤務している時に，門間先生が使っているのを見たようで，そこから教えてもらいました！

門間先生ありがとうございます！

あと，訪問で使うグッズですが，夜間緊急用の薬品 BOX を準備しています.
内容としては,

- **アセトアミノフェン錠剤　500 mg**
- **アセトアミノフェン坐剤　400 mg**
- **ジクロフェナクナトリウム坐剤　25 mg**
- **ジアゼパム坐剤　6 mg**

です.

疼痛や苦痛の緩和のために，その場ですぐに使いたい薬品をかなり絞って入れています. この薬品たちがあれば困ったことは，そんなにないです.

あと麻薬類は患者さんの家にも頓服として多めに処方してありますし，大丈夫です.

あとは書類関係です. 契約書類や死亡診断書などは車のトランク内に書類 BOX を作り入れています.

週末など何件もお看取りが重なるときもありますので，最低 5 部は入れるように

しています.

書類は，院内の事務スタッフがストックとして作ってくれているので，車になくなったら，適宜院内から補充するかたちにしています！

>> 16
「パソコンは肌身はなさず！」

訪問中に怖いのは車上荒らしです.
お金を盗まれるならまだ良いですが，患者さんの情報だけは絶対に盗まれないように気をつけています.
コンビニに寄るときも，外の店でランチをするときも，患者さん情報の入ってるパソコン，書類は常に持ち歩きます.

聴診器やエコーを盗まれたら，そりゃーまあ，いやですが，仕方ないなで終わります.
しかし，患者さんの情報は，皆さんに多大なご迷惑をおかけすることとなるので最大限に気をつけています！

特に！　紙媒体で持ち歩くのは危険すぎます！
カルテを印刷した紙なんて簡単に落とします！
昔ながらの人は紙媒体が好きです.
でも！　患者さんの情報を守るためには紙媒体はほとんどなしにしたほうがいいです！

うちは，カルテを印刷して持って行くのは基本的になしで，その代わりに１人１台，セキュリティを付けたノートパソコンを支給しています.
コストはかかりますが，そのほうがリスク回避につながります！
在宅医療では，病院での勤務より，外に出ることがめちゃくちゃ多いです.
なので，患者さんの情報に関しては特に，病院よりもめちゃくちゃ気をつけることが大事かなと思います！

JCOPY　498-14816

往診車について

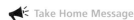
Take Home Message

　"うちは豊田市なので，トヨタ一択！笑"

　"地域に合った選択を！"

　"燃費よい車を！"

車ですが，新車で買わなくていいです！　新車ってコスパ悪いです！
車体代にプラスして開発費，宣伝広告費，人件費など乗ってる感じ！
なので，中古車一択です！

どれくらいの中古ならいいか？ですが，うちはなんとなく「3年落ち」「30000
km」を目安にしています．なんとなくです！
あとはどこで買うか？ですが，どこでもいいと思います．
複数台必要なら何カ所かで買ってみて，ここちゃんとしてるしレスポンス早いしい
いな！って思うとこに今後も頼めばいいです！
うちも，3カ所くらいからバラバラに買い，なんとなく相手の対応もわかったの
で，今後はいいとこに頼んでいくつもりです！

具体的に，当院で採用してるのは「走行距離30000kmくらいで，3年落ちのア
クアで，色はライトブルー」です！
まったく問題なしです！　アクアはコンパクトで運転しやすいし，4人乗ろうと思
えば乗れるし，なんといっても燃費がいい！　ガソリン入れるのって地味にめんど
いので！
デザインも，なんとなくまるっこくてやさしい感じだし，いろもあざやかなライト
ブルーで，当院のイメージカラーと同じものがありました！
さらに，うちは豊田市だしトヨタ車以外はありえない！ってことでアクアにしまし

た！笑

トランクも在宅医療で使う物品くらいはラクに入るし，ぜんぜん OK.
中古でいっぱいあるし，調達もしやすく，修理もしやすい文句なしです！
やっぱ，トヨタ車すげーよ……. 笑
軽自動車も考えたんですが，運転してもらうスタッフの安全面も考えて，普通車の
アクアにしました. スタッフからも運転しやすい！と好評です！

買う車が決まったら，あとは装備についてです！
僕のおすすめは「バックモニターあり，コーナーセンサーあり，ドライブレコーダ
ーあり」がとても安心なようです.
バックモニターは駐車するときに後ろが見えるやつで，これはスタッフがみんな欲
しいと言います！　それぞれ患者さんの家に駐車しないといけなくて，狭いところ
もあるので，モニターは欲しいようです！
コーナーセンサーも同様に，ぶつけないためにほしいみたいです！
バックモニターと，コーナーセンサーは，中古車を買ってから付けてもらうことも
できます！　これらは付けておいて良いと思います！

あとは，ドライブレコーダーです.
これはつけてもつけなくても，どっちでもいいかもしれませんが，一応，ぶつけら
れたときとか，当て逃げされたときとかあったら確認して，スタッフを守ってあげ
ることができるかなと思い，全車に付けています.
保険会社に聞くと，前後が映るモノであれば基本的には安心とのことで，前後が映
るモノにしています.
開業して 2 年経ちますが，今のところドライブレコーダーの出番はないです.
でも，なにかあったときにスタッフがイヤな思いしないように，付けておいてあげ
てもいいんじゃないかな？と思います.

次は車両保険です.
車両保険は一番年齢が若いスタッフにあわせて，全車 21 歳以上にしてます. かな
り保険料高いですが，「この車は何歳以上，この車は何歳も OK」とかの管理は煩

雑だし，間違えたときに保険きかないのもやだし，そこのコストはケチらず払って
ます．
「スタッフ全員どの車乗っても OK！」といえるストレスのなさが，大事です！
台数が増えてきたら，フリート契約っていうのもあるので，保険屋さんに聞いてみ
てください！

あとは，うちは診療所のロゴをラッピングしています．
でも「ロゴがついた車はイヤだわ……」と言う患者さんもいるかもしれないので
「ロゴつき」と「ロゴなし」のどっちもあるようにしています．
院長としては，宣伝もかねて全車ロゴあり！にしたいくらいですが，スタッフから
「気にする患者さんもいるかも」と意見が出たこともあり，このようにしました．
いまのところ「ロゴいやかな……」という患者さんは，2 年で 2 件くらいでしょ
うか……．全然 1％以下の確率です．そこに対する対応をどうするか？は院長判断
かと思います．

車のラッピングは，地元の看板会社さんに頼んで，1 台（前後左右）で，数万円で
した．当然ですが，洗車機で洗車しても全然大丈夫でした！笑

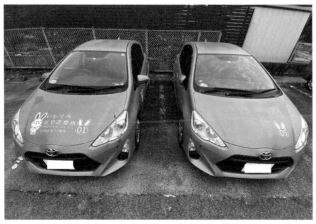

ロゴありとロゴなし（通し番号のみ）の往診車．マグネット貼る
のもありますが，なんかダサくてやってません．

訪問診療中に，向かいから同じうちの車が来ると，ちょっとうれしい！とか，そんな面白い効果もあります！笑

>> 17
「運転業務を「安心」「安全」「安定」に！」

看護師さんの仕事は車の運転ではないです．ですが在宅医療では必須の仕事となってきます．
できるだけ「安心」「安全」「安定」を心がけ，慣れない運転業務を行っていただけるようにするのが大事と思います．

そこで影響が大きいのは往診車の車種だと思います．
在宅医療の車種ですが，患者さんの家が，どんな細い道の奥にあるかわからないので，小さい車が良いと思います．
プリウスもいい車と思いますが，確実に入れないキツい角を曲がった先の家……とかあります．
小さい車を選んでおくのがコツかな？と思います．

スタッフが運転しやすいかどうか？が重要なポイントです．
先生がずっと運転するなら，先生がよければいいですが，連絡したり，カルテ打ったり，次の予習したりするために，だれかに運転してもらうパターンが多いと思います．
そのときに運転するスタッフのことも考えて，みんなが運転しやすい車がいいと思います．

一般的に，コンパクトな車のほうが運転しやすいですし，センサーなど付いていたほうが安心と思います．
また，診療所で採用する車が統一されていたほうが，ストレスなく車の入れ替えにも対応できると思います．

人を乗せて運転するのって，かなり緊張すると思います．

JCOPY 498-14816

それに，乗せるのが医者なら，なおさらです！
僕だったら，医者を乗せて運転したくないですもん．笑
そこをスタッフに頼むなら，多少コストかかってでも，運転してくれるスタッフが，少しでも安心して運転できる車がいいと思います．

それが，訪問診療で大切な，「交通事故を起こさずに，無事に帰ってくる」という目標達成のためには，めちゃ大切だと思います．

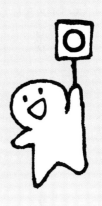

診療所名，ロゴについて

📢 Take Home Message

"相手に覚えてもらいやすい名前・ロゴにすること！"

"スパイスとしてエピソードを！"

クリニック名とかロゴとか，いろいろ考えますよね！

このへんはとても楽しい時間だと思います！

どんな名前にするか……．覚えやすい，呼びやすい，まわりにない，そして自分らしく……

僕もいろいろと考えて診療所の名前を付けました．

その名前が「いしぐろ在宅診療所」です！

でも！　まず言いたいのは，こだわりすぎても意味ないってことです！

実際，うちはよく「石黒クリニック」って書かれてます！笑

本当は「石黒」はひらがなだし！　「クリニック」じゃなくて「診療所」だし！

てか，一番大事な「在宅」も入ってないし！

僕からしたら全然違うのですが，地域のみなさんがそう呼ぶならそれでもいいかと思っています．

結局，通じればいいんです！

僕の場合一応考えたのが「石黒」は名前として入れたかったので「いしぐろ」とひらがなにして，少しでもやさしい感じにしました．

あとは「在宅クリニック」という感じよりも地元出身ですし，小さな「診療所」から始めようという気持ちを込めて「在宅診療所」としました．

こんな思いで決めた名前が「いしぐろ在宅診療所」です．

でも，こんなこだわり，地域のみなさんの知ったこっちゃないんです！笑
自分がどう呼んで欲しいか？よりも，まわりがどう呼ぶか？が大事かなと思います．このあたりからも，自分よりもまわりのニーズを掴むことがとても大事と思います．
今では「石黒クリニック」でも，みんなが呼びやすいなら悪くないじゃん！って思います．笑

あとは，ロゴ！
みんなロゴマークは何か考えると思うのですが，うちはロゴをキャラクターにしました！　これはとてもよかった！
普通は家とか十字マークとかハートとか，そういうのが多いと思いますが，「どうぶつのキャラクター」にしたのがポイントです！　患者さん，患者さん家族，多職種からも好評です！

かわいいキャラクターだとみんな注目してくれるし，グッズもキャラクター入りのマグカップなど，みんな喜んでくれていい感じです！
で，キャラクターは一応，僕がモデルで，メガネかけて，ちょっとひげ生えてて，ちょっと小太り……って感じで作ってもらいました．

さらに，ロゴをキャラクターにしておくと，みんなロゴの由来とか聞いてくれるんですよ！
人間っておもしろいもので，「なぜこれなのか？」ってふつーにみんな気になるみたい．みんなが「なんで先生のとこ，うさぎなんですかー？　かわいーですね！」と聞いてくれます！

そこで！　「うさぎはねー僕がうさぎ年なのと，大きな耳で患者さん，患者さん家族の声をよく聞いて夜中でもすばやく患者さんのもとに駆けつけよう！という意味なんですよー！」というと「なるほどー！」ってなります！笑

こういう「ちょっとしたエピソード」は人間だれでも知りたくなるので，仲良くなる仕掛けとしてはとてもよいと思います！

キャラクターは愛着も湧いてきますし，いろいろと動きをもたせることもできるので作ることをオススメします！

キャラクターの作り方ですが，デザイナーに頼みましょう！
僕は，ホームページをつくってくれた地元豊田市の和田さんに，ロゴも頼みました！

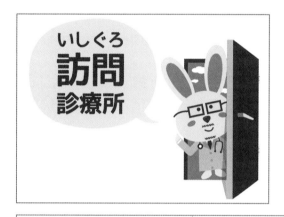

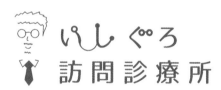

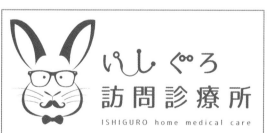

ボツになったロゴたち！
20案くらい作ってもらって，
やっと決まりました！

JCOPY 498-14816

僕より年下ですが，独立してデザイナーとしてがんばっている方です！
とてもよく話を聞いてくれ訂正もすぐやってくれました！
結局 20 回くらい訂正しましたが．笑
何度もすぐ直してくれたので，妥協せずよいモノができたと思います！
デザイン料は 6 万円だったかな．安いと思います！

このように，自分の診療所のデザインなどを通じて，地元の若い人たちとビジネス
として関わっていけるのは，とても面白いなと思います．
いつも行っていたあの喫茶店が，その人のデザインしたロゴだったり，医療の相談
をうけたり，そこからまた知り合いの方を紹介してもらったり，うまい飲み屋を教
えてもらったり……

「地元で事業をするって，こういうことかー」と実感しています．
いろいろな方と会うときに，どうしても「医師」という肩書きは目立ちますが，医
療従事者でない，地元で仕事をしている方々と，事業主という立場同士で話ができ
るのは，とても勉強になり面白いなと思います！

COLUMN >> **18**
「地域を診るなら，地域に住もう！」

僕は藤田医科大学 総合診療プログラム（元 家庭医療プログラム）を卒業し
たので「地域医療」とか「地域を診る」とかを学んできました．
開業して特に思うことは「地域を診る」とか，すぐにできるはずがない！って
ことです．

まずは，
その地域に住まないと，地域住民のこと全然わかんないと思います．
その地域での生活を感じて，初めてわかることがあると思います．
ここの道は渋滞するとか，ここの中華がうまいとか，
ここに新しいパン屋ができたがあまりおいしくないとか，

ここの喫茶店はからあげ定食がうまくて持ち帰りもできる！とか，
細かい地域のポイントがいっぱいあります．

そのような地域のちょっとした話題から，患者さんの解釈に触れることができ
たりします．
ちょっとした共感から，心を開いて話してくれることもあります．
地域のことを，知らないよりは，知っていたほうが，診療の質が上がります．
地域医療やりたいと言う人は，まずはその地域に住まないと話にならんと思い
ます．

で，さらに思うのは，
地域医療は自分1代でできるもんじゃないってことです．
地域の歴史とか，先代のこととか，そのへんの物語も含めて診ていくのが，本
当に地域を診るってことなのかなと思います．
となると，自分だけじゃまず無理．
2, 3代くらいかけて地域に住んで，診療を行ってて，お互いに，親もじーちゃ
んばあちゃんも知ってるよっていう医師患者関係が，一番の地域医療なんじゃ
ないかなあと思います．

なので僕は，地域を何代も支えてきたまわりの医師会の先生方からすれば，ま
だ卵みたいなもんだと思います．
ひよこにもなってない．
地域医療という軸だと，歴史にはそうそう勝てないなあと思います．

なので，僕は地域の僕より先輩の先生方を尊敬してます．
長い時間地域を診てきた歴史は，尊重すべきかなと思います．

実際，地域へ仕事も生活も入っていくとなると，めんどくさいこと多いですよ．
どこに行ってもみられてることあるし，
仕事の打ち合わせ中でも声かけられるし，
患者さんの家族がパン屋で目の前に並んでたりするし，
いろんな協賛とか頼まれたりするし……

いいことばっかじゃないですね.
僕は,どっちかって言えば,結構静かにほっといてほしいタイプなのですが
……. 笑

でも,まあ,地元の地域に住んで,地元で診療するのは,おもしろいかなと思
います.
たまに「これ,僕が診てあげてほんとよかったな」と思うときもあります.
地元の友人の親族や,よく行くお店の大将などです.
そのときばかりは,
「この人を診るのが,僕であってくれてよかったな」
と思ってしまうこともあります.

ここが地域医療のやりがいですかね.

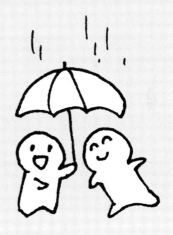

電話，コピー，FAX，Wi-Fi 環境

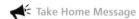
Take Home Message

"結局，外部からの情報は，電話と FAX ！"

電話，コピー，FAX，Wi-Fi，こういうのを，内装業者さんは「弱電盤」というらしいです．しらねー．笑
はじめ，内装業者さんとの打ち合わせで「？？？」となりました．

ここらへんは，くくりとしては「院外との連絡ツール」でしょうか．これに「郵送」も加わりますかね．
このへんの情報ツールの問題ですが「相手の使用デバイスに合わせないといけない！」ということです．
ココが一番めんどいです！
うちが「全部メールで連絡して！」と言ったところで，他の事業所は FAX，郵送，電話だったりするわけで，そこは変わらないです．

本当は，地域の医療関係者みんなで共有できる掲示板みたいなのがあって，適宜みんながそこに書き込んで情報共有っていうのがいいかもしれませんが，情報が多すぎると何が大事な情報かわからなくなったりします……
こういうの，みんなの業務が効率化するじゃん！と思ってすすめても，僕らが，ただわがまま言ってるだけにも見えちゃうんですよね．
まわりの連携機関が「いしぐろ在宅，やりにくいなあ……」と思うことは，よっぽどのことじゃないと，頼まないようにしています．
ともに地域医療を支えているチームの一員だし，最終的にはそれぞれ違う事業所なので事情もそれぞれ異なるためです．

JCOPY　498-14816

なので地域とうまくやっていくには，今あるデバイスに自分たちもある程度順応して
いく必要があります．
相手の改善ばかり求めているだけでは，ほんとの地域医療じゃないと思います．
自分が信念をもって「こちらのほうが正しい！」と思うことがあれば，しっかり準
備をして，まわりの事業所の状況も鑑みて，取り残されるところがないように，き
っちりフォローしていく．
相手に変化を求めるなら，そこまで責任をもって関わることが大切と思います．

で，地域の多職種とのコミュニケーションでは「プレゼン力の違い」がけっこー大
変なところです．医者の僕らは研修医の頃にプレゼンをたたき込まれます！
みなさんも上級医にコンサルトしたときとかに，
「で？」
「は？」
「意味わかんないわ」
とか言われたことないですか！？笑

これ，当時はめちゃイヤでしたが，今思えばプレゼンの能力をめちゃ上げるトレー
ニングを毎日してたようなもんです！
僕らは「秒」でプレゼンしないと患者さんの命に関わることもあるので，一般の人
に比べて，めちゃくちゃプレゼン能力を鍛えられてるんです．僕らの能力が高いっ
ていうより，めちゃ怒られるから，めちゃ怒られないように工夫してきたって感
じ．笑
だから，僕らまとめるのうまいんですよ．実は．笑

でも！　一般の多職種の方たちは，基本的に「秒」を争う緊急事態にあったことが
ありません！
なので「秒」で伝わるプレゼンなんてしたことないし，できないんです！
さらに！　医者と直接話したこともない多職種の方も大勢いるので，みなさん医者
に話すときはめちゃビビってます！
そうすると，どうなるか！
ビビりすぎて，「先生に怒られないように，間違えず全部言わなきゃ！　ひえー

ー！」となり，「実は10年前からたまに体調が崩れるときがあったようなんですが……」とかいう，昔話のはじまりはじまりー……みたいなプレゼンになっちゃうんです！　こう僕は思ってます！

でもこれ，当然と言えば当然ですよね．多職種の方たちは「秒」でのプレゼンやったことないんですから．
てことは，僕ら医師が慣れてるようなプレゼンを，みんなに求めちゃダメ！ってことです．
実際，仕事していると，わけわからんプレゼンが9割です．笑
でも，そこで「で？　何が言いたいんですか？」とか言っても，相手は変わらないし，みなさんの評判が落ちるだけです！
それは，できるだけ避けてください！

じゃあどうするか！　そこは，診療所のスタッフに「情報のトリアージ」をしてもらいましょう！

具体的には，
電話は直接院長が出ずに，まずは事務さんたちに出てもらう！
　　　　↓
事務さんたちには，緊急で院長に伝えて欲しいリスト（患者さん急変，他病院医師からの電話など）を渡しておいて，それを見て緊急度を判断してもらう！
　　　　↓
緊急度低ければ，院内チャットにテキストで流してもらう！
緊急度高ければ，直接電話してもらう！
って感じです！

実際，うちではこんな感じでやっています．
そうすると，僕に診療中に直接電話かかってくることがほぼないです！
あるとしても3日に1回くらいかな？
内容は，患者さんの急変とかお看取りとか，医師会や他病院主治医からの緊急電話とかで，きちんとトリアージできています！

JCOPY 498-14816

うちの事務チーム，素晴らしい！
もちろん，トリアージは初めからはうまくいかなかったですが，ちょっとずつ「これは電話，これはテキスト」と毎回フィードバックして，徐々に精度が上がってきた感じですね.

診察中に先生にバンバン電話かかってきて診療がすすまない！っていうのを避けるため，情報のトリアージは大事かと思います.
「こういうの，チーム医療だなあ……」と僕は思います！

COLUMN >> 19
「電話は激ムズ！」

電話についてです.
電話って便利ですが，とっっっっっても難しいデバイスと思います.
かけてみないと相手の状況がわからないし，情報の一覧性が無いし，聞き間違い，言い間違いも起きるし，視覚が使えないし……
電話，めちゃむずいです.

電話がうまい人と，行き先案内がうまい人は，プレゼンが上手と思います.
仕事上のコミュニケーションて，多くがプレゼンテーションだよなあと思います.
いかに聴いてもらい，
いかに理解してもらい，
いかに行動してもらい，
いかに成果をだしてもらうか.

社会への貢献をしたいと思うなら，プレゼンテーション能力はめちゃ大事かもと思います.
もちろん，mission, vision があった上での話ですが.

本棚のパワー

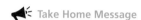

📢 Take Home Message

"本棚は絶対作ったほうがいい！"

本棚は絶対作ったほうがいい！　それも大きめの，おしゃれなやつ！
できれば壁一面のやつがいいですね！　うちも今後作ろうと密かに思ってます．

なんで本棚がいいか．理由は「院長からのメッセージボード」として，常にアナログで示し続けられるからです！　どういうこっちゃ．笑
では説明！

本棚の一番すごいところは「一覧性」と思っています．ネットで本買ってもいいんだけど，本屋さんにいくのがなんか楽しいのは，この「一覧性」にあるんじゃないかなーと思っています．
一覧で目に入ってくる情報の圧倒的多さが本棚の魅力です．情報は背表紙のタイトルなので，細かいめんどくさい内容を見なくていいってのもいいところかと思います．

一覧したときの情報の多さということでは新聞もそうだと思います．
でも，新聞は一覧で扱う情報の「種類」では本棚に負けるかなと思います．
うーん，もうすこしわかりやすくいうと，「一覧で見せるタイトル数」が圧倒的に多いのが，本棚かなと思います．新聞も文字数は多いですが，大きなタイトルは一面に 10 個くらいですよね．
「ざっっと情報把握」っていう意味で本棚に敵うものはないと思います．

「ざっっと情報得るには，本棚最強」ってことは「ざっっと自分のこと伝えるには，

本棚うまく使えば最強」ってことです！

なので，「自分が読んだ本」じゃなくて「自分が伝えたいことが書いてある本」「キーフレーズがタイトルの本」を並べるのが大事です！

自分のための本棚じゃなくて，他人が自分を把握してくれるための，メッセージボードです！

僕は読んでない本も置いてます！笑

その本を読んでくれるかどうかは，ぶっちゃけかんけーないです．

「ふーん．院長こんな本読んでるんだー．へー」だけで OK です．

うちに見学来てくれる人，特に医者は本棚にがっつきます．やっぱみんな勉強好きなんですね！

で，僕の本棚は「無期限レンタル！」となってますので，たまに本借りていく人がいます．

レンタルすると返しに来ないといけないじゃないですか．だからもう 1 回来てくれるっていう流れになります．

で，その人が好きな本とか聞いて，次回までに買ったりして置いとくと，さらにこの空間が好きになります！

てことは，いしぐろ在宅診療所に対して親近感が湧いてくるはず！

で，レンタルが多くなって本棚がカスカスになってきたら，僕が本買って読んで埋めます！笑

自分の読書のモチベーションとしても使えます．読書のモチベーションを，自分以外のファクターに管理させるっていう，だらだらしたゆとり世代ならではの，他人任せのモチベーション管理です！

一応，レンタルが少ないときは，ちょっと本を入れ替えて，みんなに興味を持ってもらえるようにしてますが，効果はわかりません．

本を入れ替えれば内容が全く変わるという，本棚のこの「内容変化自在」の部分も最強と思います．

あー，壁一面の本棚やっぱ欲しいなあ．

サイズも天井まで測ってくれるやつあるんだよなー．いつ買おうかなー．

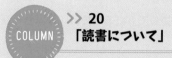

>> 20 「読書について」

僕は読書家じゃないです．
あんまり読んでる方じゃないと思います．
でも，本棚，好きです．
本棚家，かな？笑

僕は，全般的に「一覧性」が好きなようです．
時計もアナログがいいし，カレンダーも，1 カ月で管理してるし，1 年 1 枚ってやつ好きだし，ホワイトボード好きだし，T シャツとかはケースに入れるよりも，だ——っと板の上にならべて置きたいし，iPhone のアプリもフォルダ分けしないし，カルテも，サマリーとかではなく記事内に Social 情報まで記載しておきたいし，診療所も部屋分けせずワンフロアで見渡せる感じにしました．

なんでですかねえ……
1 個 1 個の関係性，前後どうなってんの？とか気になっちゃうんですかね．
自分でもよくわかりませんね．

グッズ作成！

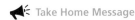 Take Home Message

"グッズ作成は楽しい！"

"こっちがあげたいものと，相手が欲しいものは違う！"

"僕は，① マグカップ，② ジェットストリームの３色ボールペン，
③ ステッカー作りました！"

開業準備で楽しかったのは，

- 名前決め
- ロゴ作成
- 内装決め
- グッズ作成

くらいでした！笑

パンフレットとかは当然作ると思うので，グッズはそれ以外で粗品として作ったものですね．かっこよく言えばノベルティーですね．

こういう広告みたいなところは，自分の思っていることを相手にどう伝えるか？そのための道具は？　ほんとに相手が求めているものは？　ってことを考えるのが結構楽しかったです．

コンセプトを決めて，それを伝えるためにいろいろな選択をシンプルにしていく感じですかね．うーん．うまく言葉にできないので自分がよくわかってないんだと思いますが……

で！　グッズ作りですが，たくさん作りすぎないように注意です！
ネットで調べると，けっこーいろいろあって，いろいろ作りたくなります．

僕が作ったのは,
① **マグカップ**
② **ボールペン**
③ **ステッカー**
の 3 つでした

まずマグカップ！ これは，これまた見学させていただいた，みどり訪問クリニックで見つけたものです．これはいい！と思って TTP（てってーてきにパクる）させていただきました！

マグカップのいいところは,
- 案外使う
- 机上で目に付きやすい
- ペン立てにもできる
- ロゴがキレイにプリントできて劣化しにくい
- 捨てにくい（残りやすい）
このへんかなと思います.

マグカップの悪いところは,
- 結構高い（600 円 / 個くらいかな）
- 重い
- 割れる
ですかね.

本家のみどり訪問クリニックの姜先生が，マグカップを採用している理由は他にもあるのかもしれませんが……．僕なりにこのへんかなと思い採用しました！

つぎ，ボールペン！ よく企業のロゴが入っているボールペンがあると思いますが，それです！

ボールペンのいいところは,

JCOPY 498-14816

・使う頻度が高い
・配りやすい
ですかね.

ボールペンの悪いところは,
・結構高い
・ロゴが小さい
かな.

ボールペンのポイントは,とにかく「使いやすい」ものにすることだと思います！
これに尽きます！ 捨てられたり,大事に机の引き出しにしまっておかれたりで
は,意味がないです！ 使ってもらって初めて,効果があります！
僕は,自分がもらって一番うれしい「ジェットストリームの3色ボールペン（黒
赤青）」にしました！ 2色のほうが安いですが,もらうときには3色あったほう
がうれしいので！ ＋シャーペンのやつもありますが,僕は重くて嫌いなのと,結
構高いので,あげても逆に大事に机の中にしまっておかれるかも……と思いやめま
した！
普段使いできるもので使いやすいもの！ これが大事ですね！

最後は,ステッカー！ パソコンとかに貼るくらいの大きさのイメージです．実際
に,人にあげる以外にも診療所のパソコンや冷蔵庫,備品などに貼っています.

ステッカーのいいところは,
・配りやすい
・かさばらない
・安い
ですかね.

ステッカーの悪いところは
・もらっても貼らない人が多いかも
ですかね.

作ってみて，思いもしなかった良いところとしては，子供たちへのウケがめちゃよいです！　在宅医療や市の検診などに行くときにもっていくと，みんなほしがります！　その場でステッカー食べ始める子もいるので要注意ですが……．笑

以上がグッズ作成ですかね．
はじめの発注は，
・マグカップ 200 個
・ボールペン 200 本
・ステッカー 100 枚
くらいだったと思います．

ご挨拶に来てくれた方たちに，1 人 1 個ずつじゃあ宣伝効果が少ないなあと思ったので，
「事業所のみんなで分けて下さい！」
といって，マグカップ 3 個＋ボールペン 5 本＋パンフレット 20 部くらいのセットをつくり，紙袋にいれて渡してました！
このように，セットで渡してあげるのもよいかもしれません！

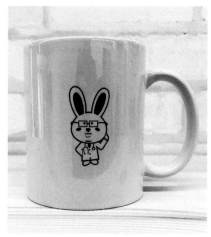

シンプル・イズ・ベスト！

JCOPY　498-14816

開業後にも，ちょこちょこ違うグッズをつくってます！
やっぱりグッズ作るの楽しいです！
僕がよく使うところを共有します！

- ラクスル
  パンフレット，名刺やパネルなど，いろいろあって，さらに安い！
  めちゃ使います！
- 印刷館
  マグカップ印刷に使いました！
- Ma-king
  スクラブにつけるロゴワッペン頼みました！
- 三洋プロセス
  ボールペン頼みました！
- ユニクロカスタマイズ
  ユニクロ製品にプリントしてくれます！
  在庫が少ないときもありますが，オススメです！

こういうサイトがいっぱいあるので，今は自分でいろいろ注文できる便利な時
代になったと思います。

注文の仕方は，デザイナーにデータもらっといて各社に送るだけです。
微調整はその都度どこでもしてくれます。
こういう系の発注では，よく「Adobe Illustrator データで」とか書いてありま
すが，僕はよくわからんので，その都度デザイナーに LINE で聞いて，データ
をうまい具合に送ってもらってます。
発注代行もしてくれると思いますが，データ加工だけしてもらって自分で発注
した方が，間違えないし安いと思います！

タイムカード，セキュリティについて

🔊 Take Home Message

"タイムカードはカギと一緒がいい！"

"個人情報は，机に置いておかない！"

タイムカード，みなさんどんな感じで管理してるんでしょうか．
うちは「カギの管理」と「タイムカード管理」を一緒にしようと思い，Akerun というサービスを使っています．IC カードをみんなに配り，そのカードをかざすとカギが開く感じです．
で，そのカードキーの入退室記録で，出退勤管理にできるサービスです．
個人に 1 枚ずつ社員証を渡す感じですね．

Akerun のメリットは，
- スタッフたちは，1 カ所ピッとやればカギも開くし打刻も完了でラク
- 打刻忘れが少ない（カギ開けないと入れないからね笑）
- IC カード無くしてもその場で失効，再発行できる
- インターネット上で勤怠表確認できる
かなと思います．

Akerun のデメリットは，
- ランニングコスト高い　月 2 万くらい
- 本体の電池切れたら開かない
- 毎回登録するのがちょっとめんどい
- スタッフがもつカードが増えちゃう
という感じでしょうか．

188　第 5 章◆ なに買うどれ買う !?

JCOPY 498-14816

自分の交通系 IC カードがある人は，そのカードで登録してあげることもできるので，カードが増えなくて済みます．まあ「ちょっと高いけど，カギとタイムカード一致の便利さのためにしかたなし！」って感じです．

で，新型コロナウイルス感染症対策として，時期によってはテレワークを推奨してきていることもあり，上記にプラスして KING OF TIME というサービスを導入し，Web 上でも打刻ができるようにしました．診療所での密を避けるため業務が終わり次第自宅待機をすることもあるので，仕方なく Web 打刻も導入した感じです．
でも，スタッフみなさん普通にきちんと打刻してくれるので，今のところ困ってません．

院内のセキュリティに関してですが，もともと病院の医局とかに，患者情報の紙がバンバン置いてあるのが嫌いでした．普通に個人情報だし，なくしたらどうすんだよと思ってました．
で，自分で診療所を作るなら就業後は机の上に何も置かず，個人情報も鍵付き書庫にしまっておく！ってのをやりたかったです．
今院内では，できるだけペーパーレスになってて，仕事後に患者さんの個人情報が診療所内の机に置いてあることは，ほぼ！なしです！　ほぼね！笑

まずは，スタッフに 1 人 1 台ノートパソコンを支給しています．
で，紙媒体の情報などは，全部スキャンして，電子カルテやクラウド上にのっけてます．
なので，情報はみんなパソコンから見に行くようになってます．
また，うちは机を固定していなく，フリーアクセスにしています．
なので「ここは私の机」みたいなのがあまりなく，個人のファイルボックスが机の上に置いてあるってのも，ありません．
座る場所が決まってないってのは，最後に机をキレイにして就業するって感じになりやすいと思います．

どうしても来てしまう FAX や紙媒体は，鍵付きキャビネットの中にメール BOX

を作っています．そこに振り分けられるので，そこからとって確認し，確認したら破棄してね，という運用にしています．

個人情報は，セキュリティのかかった電子カルテやクラウド上において，机の上はほぼ何も無しで帰る！　これが一番キレイだし安全です！
見学に来てもらえるとわかりますが，机の上にはほぼ何もないです！
ぜひ見に来てください！笑

COLUMN
>> 22
「防犯カメラって必要!?」

うちは一応防犯カメラをつけています．
入り口と，個人情報がはいったキャビネットに向けてつけています．
特に犯罪の解決に活躍したときはないですが……
でも個人情報を扱っている以上，必要かなと思っています．

しかし，ここには考え方がいろいろあるようです．
「防犯カメラは，スタッフが『監視されている』と萎縮するのでつけない」
という先生もいらっしゃいました．その視点はなかったので「なるほど！」
と思いました．

あとは，防犯カメラの思いがけない使い方としては，打刻忘れがあったスタッフに何時頃帰ったか聞いてもわかんない時があるので，カメラでチェックできるってのもあります．
ちゃんと残業した分は支払いたいので，客観的指標として使うときもあります．

ついでに．
残業についてですが，残業代はケチらず払います．
ぐだぐだ残ってるだけだったとしても払います．
もちろん許容範囲はありますが，「スタッフに長く働いてもらう！」ことを考えれば，そのほうがいいと思ってます．

JCOPY 498-14816

基本的に「日常の多少のムダ＜＜労務（面談，退職の相談・手続き，面接・採用決定，書類準備）」と思っています.
かかる手間も，時間も，心労もです.

もちろん，経営的には「日中の効率をあげて仕事終わらせてね！（残業しないでね！）」ってのは，当然です.
でも，こっちからその日に頼んだ仕事の負荷と，その人の忙しさと，処理能力で，どうしても残業になっちゃうこともあると思います.

それに，ぐだぐだ残る系の残業も，悪いとこばっかじゃないとも思います.
というか，そう思うようにしています. 笑
ちょっとゆっくり診療所内を見渡せたり，患者さんのこと考えたり，診療所のマンガ読んだり……
そういう時間も，スタッフのために必要かなと思います.
このへんをシメようとすると，
「時間だよ！ 早く帰ってね！」
「日中に終わらなかったの？ なんで？」
「みんなで手伝って，みんなで早く終わってね！」
とかいう言葉かけになると思います.

でも，これ，自分が勤務だった頃に言われたら，いい気分になったでしょうか？
僕は一度もならんかったです.

だったら！
行動変容につながらない，陰性感情だけ残るこんな声かけはせず，みんなの頑張りを無条件で認めてあげて，残業してもらったことに感謝してしっかり残業代を支給する.
これがいちばんスタッフは心地よいと思います.
そうすると，良いスタッフが長く働いてくれると思います.

開業して勉強になったことは，働く場所は働く人が選ぶってことです.

スタッフはやめたければ，やめれます．
スタッフを無理にひきとめたり，やめさせたりはできません．
なので，よいスタッフに選んでもらえる，よい職場にするように心がけています．

特に医療関係は，人が全てと思います．
よいスタッフが残ってくれることは，最優先事項です．
そのためには，多少のムダに見えるお金でも支払いましょう！
そのお金は，長い目で見れば，実はムダじゃないです！
……と願ってます！

当院の一番いいところは，開業2年ですが，ほんとにいいスタッフが集まって
くれているところです．
これが一番うれしいところです！
これができるだけ長く続くように，スタッフたちが，
より働きやすく，
よりやりがいを感じられて，
給与も上がっていくような，
職場環境を作っていこうと思っています！

そのためには，診療所の実績が右肩上がりじゃないといかんですね！
がんばります！

JCOPY 498-14816

連絡ツールについて
〈多事業所間〉

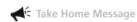
Take Home Message

"外部からの情報はアナログが多い！"
"内部で使う情報はデジタル化して効率化したい！"

医療・介護関係は，他事業所とのやりとりにおいて未だにアナログでの連絡が多いです．これに関しては，どうしようもない事実です．
変えていくには自分だけでなく，地域のかかわる全ての事業所に働きかける必要があります．僕はそれを完遂できる自信が無いので，他事業所へ向けてのデジタル化はまだできていません……

というわけで，外からはアナログ連絡（直接面会，手紙，FAX，電話）がくる……
これを，どうにか診療の最前線にいながら確認して指示を出していきたい……
ここですね．

在宅医療は，
- **診察の最前線に医師がいる**
- **その医師が指示を出さないと周りが動けないことが多い**

というのが特徴と思います．
かといって，診察中に他事業所からバンバン携帯へ電話かかってきたら診療がすすまん……

ですので，うちでは，まずは事務さんや院内スタッフに，診療所で電話を受けてもらうようにしています．外からの情報を院内でトリアージしてもらう感じです．

受けた内容により，

- **緊急の場合は医師の携帯へ電話**
- **それ以外はテキスト化してカルテへ記載 + チャットへコピぺして共有**

としています.

医師は,診察の合間,車での移動時間などにチャットをチェックし,そこに返事をして,その指示を受けた院内スタッフで仕事をすすめるようにしています.
一度診療所でコールセンターのように電話を受けてトリアージする感じですね.

この制度,とてもいいです!
事務さん,院内スタッフがしっかり電話を受けてくれるので本当に助かっています.
「電話が緊急の時だけ鳴る」というのは,とっっっってもありがたいです!

で,この制度で大事なのが「緊急じゃないときの情報共有ツール」です!
ここは次の章につづく!

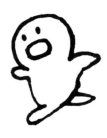

JCOPY 498-14816

連絡ツールについて
〈院内スタッフ間〉

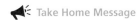 **Take Home Message**

"できるだけペーパーレスに！"

"Google Workspace 最高！"

在宅診療所の仕事フローの特徴は2点あります.

- **意思決定を院長・医師がやらないと次に進めないことが多い**
- **日中はそれぞれバラバラな場所で働いている**

以上です.

イメージとしては，大将（院長）が先頭きって最前線で「うぉりゃ──！！」って仕事しまくってるので，まわりは，大将に聞きたくても聞けない雰囲気だし，なんなら大将の指示が無いと進まないこともあって，

「どうしよ……でも大将大変そうだし……」

「とりあえず大将が陣地（院内）に戻ってくるまで待っとこ……」

となりがちです！笑

そうすると！

夕刻……．最前線でキズを負いながらも戦い抜いた大将（院長）が，ボロボロ状態で，本陣（院内）に戻ってくると……

「あ！　大将！　これ確認お願いします」

「あ！　大将！　この件について電話がありました．折り返しお願いします」

「あ！　大将！　これ買っていいですか」

「あ！　大将！　この書類書いてください」

「あ！　大将！　これどうすればいいですか」

「あ！　大将！　ちょっと聞いてくださいよー」

「あ！　大将！　あの人との面談いつでしたっけ？」

「あ！　大将！　次いつ飲み会いきますか？」

などなど「まってました！」とばかりに，皆様からの「ホウレンソウの超特盛！」をいただくこととなります．泣

これ，かなりキツいんですよね……

ここで受けるホウレンソウの中には，行政の制度の件や細かいレセプトの件など，院長としても詳しくわからないものも多く含まれており，1個1個の処理がとても疲れます……もともと疲れて帰ってきてるのに……ぐぬぬ……

僕は，開業後からこういう状態が毎日続きました．立ち上げて，みんなわからないことが多いし，どうしても仕方ないんです．

でも，その時期の僕は「最前線で，自分の武器である医療で戦っている方が，大変だが心地よいわい……」（「患者さんと話している方が，心地よいな……」）という状態になってました！

院内は陣地であるはずが，そっちのほうが大変という．笑

僕も，これを少しでも解決するには！と考えました！

僕が考えた戦略は2つ！

① 戦う人数（医師数）を増やす

② 最前線にいても，本陣（院内）へ指示が出せるようにする

です！

①は簡単な考え方です．

最前線で戦う人数（医師数）をふやし，早く相手をやっつけれるようにするのと，本陣にも人数（医師数）をおいておけば，そこで指示がある程度出せます．こうして業務が滞らないようにします．

②はちょっと工夫した考え方です．

JCOPY 498-14816

前提として，潤沢に人数（医師数）をバンバンふやすのはちょっと苦しい……！というときの方針です．

こういうときは「最前線から本陣への連絡ツール」を導入します！　そうすると，大将（院長）として先頭きって最前線で仕事しつつ，ちょっとしたスキに本陣と連絡をとり，「それはこうしておいて」「それはこの人にきいて」「それはおいといて」と指示を出すことができます！

本陣にいなくても本陣の仕事が少しでも進むようにって感じです！

ここで大事な考え方は「仕事の並列化」です！
これも，おなじみ，みどり訪問クリニックの姜先生から教わりました！

医療はどうしても医師の指示が必要なことが多いです．
この制度では医師が決定をし，それに伴い，基本的には医師に責任が発生します．
そうすることで，責任の所在がはっきりし，多職種を守ることにもなるので，悪いことばかりではない制度かと思っています．
そうすると，目の前の診療で忙しい医師に，他の意思決定もどんどん積み重なり，診療所全体の仕事の律速が「院長」となることが多いです．
院長は一生懸命最前線で頑張っているのに，その院長が律速とは……！　ああ無常……！

そこで！　連絡ツールを使って最前線から本陣へ仕事をバシバシ振って，
「自分が律速となるのをできるだけ避け，仕事の並列化をする！」
これが大事と思います！

連絡ツールとしては，大きく分けると，
- **電話**
- **それ以外のテキスト**

になると思います．
当院はどちらも使っています．緊急度で使い分けています．

電話のいいところは，

- 雰囲気まで伝わること
- リマインドが不要なこと

と思います.

どれくらいの急ぎなのか？がわかりやすいですし，連絡が取れたときが相手に伝わったときなので，「言ったつもり」「伝えたつもり」で流れていく……とかが少ないです.

だって，そこでお互いしゃべってますからね．笑

当院は，

- **緊急の時は電話**
- **それ以外はチャット**

を使い情報共有しています.

サービスとしては，「Google Workspace」を契約し，スタッフ1人1人にアカウントを付与しています. そのなかのアプリで情報共有しています.

Google Workspace とは，Google がつくってる，Google カレンダーとか，Gメールとか，Google ドライブとか，あとは Office みたいな，Google ドキュメント，Google スライド，Google スプレッドシートとか，このへんの仕事で使いたいアプリをまるっと使えるサブスクです！

このなかに，チャットとかビデオ電話とかもあります！　Web 会議もできます！うちでは，院内掲示板としてチャットを使っています. 使い方は，ほぼ LINE と一緒．LINE が使える人なら使えると思います.

LINE をそのまま診療の仕事として使うというのもみたことがありますが，うちは2つの点でそれをやめました.

① 私用と仕事用をまぜると，患者情報の誤送信のリスクが高まる

トークを分けますが，同じアプリ内なので患者情報が他に流れてしまうリスクは，別のアプリを使うよりも高いと思います.

JCOPY 498-14816

② 3省4ガイドラインに準拠してない

やはり医療情報を取り扱うとき，国が出しているガイドラインに準拠していないモノの使用は避けたかったです．コストがかかったとしても，しっかりと管理したいと思いました．ガイドラインに乗っかっていれば何してもOKではないですが，個人情報管理としてできることはしようと思い，コストを払ってガイドラインに準拠しているGoogle Workspaceを導入することとしました．

導入して1年半くらいになりますが最高です！！！
今では，Google Workspace内のアプリでWebカンファもやってますし，Driveで勉強スライドの共有やマニュアルの共有を行っています．
新入職員への寄せ書きも，Drive内にスライドをつくれば，いちいち色紙を回さなくても，みんなコメントを書き込めます！
物品発注や，Googleカレンダーで有休の申請，管理も行っています．

これだけできて，1アカウント1000円/月かからないくらい！
Googleという世界の天才の知恵を，これだけ低価格で利用できるなら，使わない手はありません！　天才の皆さんありがとう！　大感謝！笑

ほんとおすすめ！！！
興味があれば，ぜひうちの運用見に来てください！

第**6**章

あとがきなどなど

こんな僕でも開業できた理由

📢 Take Home Message
"自分をよく知ろう！"
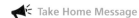

僕が，開業できた理由は，
① **劣等感があったから**
② **素晴らしい仲間がいたから**
だと思います．

まず理由①は，「劣等感があったから」です．
この本の題名にもあるように「こんな僕でも」っていうのは，けっこー僕のテーマ
です．

高校生までは「僕ってまあまあデキるかな！」って思ってました．
でも，現役の大学受験の時に，受けた大学全部落ちました．笑
そこで初めて「なにも結果出せなかった自分」と向き合うこととなりました．
これがかなりつらかったですね．
今思えば，受験をなめてたんですが，当時は自分なりに勉強してたし，受かると思
ってやってました．それが全滅．
なんか世間から「おまえは不要」って言われてる気がしました．
河合塾に入学し，浪人生となりました．

浪人生活は僕にとってはつらかったです．
1 年に 1 度の受験以外はずっと勉強で，そこで結果が出なければ，もう 1 年浪人
……．また結果でなければさらに浪人……
そんな感じで，受験を底なし沼みたいに感じて，すごくイヤでした．

なので浪人が始まってすぐに「浪人は1年だけ．その結果に悔いが残らないように勉強する」と決めて勉強しました．毎朝6時くらいの電車に乗って河合塾に行き，自習室最後まで残って勉強しました．

僕は数学がほんとに全然ダメだったので，浪人してはじめの半年はとにかく数学をやりました．それで受けた夏過ぎの模試で数学偏差値45……って感じです．

勉強しても全然伸びない自分に失望しました．日々イライラして，電車の中でも席とか譲ったりする余裕なんてなかったと思います．

まわりの浪人生が成績伸びていくなかで，なかなか自分の成績が伸びず，このままがんばっても報われるかもわかんないし，このままいくと将来どうなるかもわからない……

自信もなく漠然とした不安を感じ，「はあ……だめだな……」っていう「劣等感」を人生初めて感じていました．

この頃に，「苦手克服と思って数学やったけど，全然伸びないから，もう他を伸ばそう！」と思いました．生物や社会は得意だったので，そっちの勉強を始めました．そうすると，わかって楽しいし，やる気もでるし，成績もそっちは上がっていきました．

で，最終的には，センター試験という「全体的に満遍なく知識をもってて，ミスなく処理ができることテスト」で点が取れて，センター利用で藤田保健衛生大学に合格しました．

この時，「僕は全然ダメなとこもあるけど，伸びるとこもある」「僕は真っ正面から戦ったら負けるけど，みんなと違うやり方なら，勝てるかも！」という体験をしました．

これが，僕が31歳で，いしぐろ在宅診療所を開業できた理由の1つと思います．

僕は頭の良さや手先の器用さでは全然みなさんに負けると思います．なのでアカデミックポジションを狙ったり，一流の外科医になったりということはできません．そんな能力，僕にないんです．

でも僕は，めっちゃ「空気読む能力」があるんです．笑

僕は，この能力で仕事してます．笑

診察中とか，患者さんの話す間とか，空気感とかで，なんかいろいろと感じちゃうんです．それが特に活かされるのが，患者さんの自宅におじゃまする在宅医療なんです．
家に行くと，その空間そのものが，めっちゃ情報の宝庫です！
家族写真とか，酒の瓶とか，絵とか，賞状とか，人形とか……．家の中にあるモノって，どれもそれなりにエピソードがあって，みんなが大事にしているものが多いです．それを，部屋に入ってパパパパ───っと把握して，今回の話題にすることをちょっとずつ小出しにしていく．
これ，在宅医療だと，めっちゃ大事な能力なんです！笑

もちろん bio の知識がベースでは大事です．
ですが，癌末期の方の在宅医療での緩和ケアなどは，bio 中心で戦ってきた病院の先生たちに「もう積極的な治療はできません」と言われて自宅へ帰ってくる方が多いです．
その本人や，ご家族が求めていることは，自宅でも bio 中心の治療ではなく，患者さん本人に対する，psycho，social なアプローチであることが多いです．

僕は医者ですが，めっちゃ空気読める能力の持ち主なんで，psycho，social なアプローチにめちゃ強いんです．ここが一番生きるとこって，僕は在宅医療だと思っています．
で，実際自分の能力を発揮して在宅医療をやりまくってて，めちゃ楽しいんです．
僕は，みんなのように bio 中心にアカデミックなところでは勝負できないけど，在宅医療で，患者さん，ご家族を包括的にサポートすることは負けない．こう思います．

これは，大学受験を通して学んだ「劣等感」と，それを払拭するための「みんなと違うところで勝負する」っていう戦略によると思います．
真っ正面から戦わなくていいんです．
弱いなら相手を分析して，相手と違うところで勝負すればいい．

JCOPY　498-14816

これが，僕が31歳でいしぐろ在宅診療所を開業できた理由①です．

次の理由②は「素晴らしい仲間がいたから」です．
これは，僕が所属していた藤田医科大学総合診療プログラムのみんなです．
このプログラムは一応医局ってことになるんですが，かなりへんな医局です．笑
プログラム長は大杉泰弘先生です．僕の10歳上です．

このプログラムは，医局員のために医局があります．まずこれを言ってるのがすごい．普通ありえないです．
で，これを有言実行してるのがさらにすごいです．実際，僕は3年のプログラムを終了して翌月に開業しています．
つまり，専門医を取らせてもらって直後に開業してるんです．
これ，めちゃ怒られるやーつだと思います．ふつーは．笑
でも，藤田総診では，これ，褒められるんです．笑
さらに，応援されるんです．笑
で，実際に，手伝ってくれるんです．笑
あり得ないよね．

何でかわかんないんですが，たぶんプログラム長の大杉泰弘先生が，僕らが楽しそうにやってるのを見るのが好きなんでしょうね．
医局を抜けた今でも，年に1度講師として呼んでくれますし，在宅開業に興味がある後輩を，うちにつなげてくれたりしています．
こんな医局なので，総合診療プログラムとして，ここ数年連続日本一新入局員がいます．毎年10人以上入ってます．すごすぎ．

このような夢や目標を語れる仲間と，それを応援してくれる上司のおかげで，開業できたと思います．
これが，僕が開業できた理由②です．

これだけ自由にさせてもらうと，僕でも恩返ししたくなります．
本当は，藤田総診のみんなで，また飲み会とかしたいねえー．

兄弟で開業大丈夫 !?

🔊 Take Home Message

"兄弟だから一緒に開業するなら，やめとけ！"
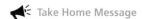

僕と弟は，兄弟だから一緒に開業したんじゃありません．
お互いに一番メリットがある相手が，たまたま兄弟だったって感じです．

だから優先順位が，
① メリットがあるから
② 兄弟だから
って感じです．これ，めちゃ大事です．

大体みんな，優先順位が，
① 兄弟だから
② メリットがあるから
になってます．それじゃあ，ほかにメリットある人が出てきたりすれば揉めるし，
兄弟って理由だけなら，普通にケンカすると思います．
でも僕らは，
① メリットがあるから
② 兄弟だから
って順番で選んでます．これは，僕もそうだし，副院長の弟もそうです．
それを，2人ともがきちんと意識してることが大事です．

だから僕らは，「兄弟だから」一緒にやってるのではなく「お互いに一番メリット
があるから」一緒にやってるんです．
他人のほうがメリットが大きければ，そっちとやればいいだけです．ここは，お互

JCOPY 498-14816

いに必要としてもらえるように切磋琢磨って感じです.
だから「兄弟だから」って理由で一緒に開業するのは違うと思います.

自分が一番メリットを感じる相手とやるべきです！
で，そのメリットを感じる相手がたまたま兄弟なら性格もわかるし，そうそう裏切ることもないし，他の人よりもリスクが小さくなる感じです.
でもそれは目的ではなく，副次的な効果です.

開業は，自分が一番メリットを感じる人とやるべきです！

ちなみに，
① メリットがあるから
② 兄弟だから
の順で僕らは一緒にやっていますが，他の人よりも兄弟でよかったなと思うところは，
「相手のダメなところをよくわかっている」
というところかなと思います.
人は，自分の期待を相手が下回ったときに，ムカつきます. なので，相手にムカついているときは半分は自分のせいなんです. 自分が相手に期待しすぎ. もっと相手をちゃんと見て，いいところも悪いところも見定めることが大切です.
兄弟だと，さすがにずっと同じ時間すごしてきたし，いろいろわかります.
特にダメなところをよく知っているというのが，ムカつかず，協力体制を継続していくうえではめちゃ大事かなと思います.

開業後，約2年たって思うこと

📢 Take Home Message

"チャレンジしなければ，2年で落ち着く"
"チャレンジしたければ，落ち着きはない！"

31歳で開業してみて，よかったです．めちゃ社会勉強になりましたし，精神年齢も＋90歳くらいとって，今は120歳くらいの気持ちです．笑
時系列で書くとわかりやすいかな．

・開業3年前【もやもや期】
　ぼやーっとしてる感じ．
　まだどうやったらいいかわからない．
　ホントに開業できるんかいな？

・開業2年前【わくわく期】
　銀行と話が進み，スタッフも決まりだし，かなり進んだ！
　ロゴ作ったり楽しい！

・開業1年前【どきどき期】
　準備も進んだ．
　実際に開業できそうだ．
　だが，本当にうまくいくのか……だめだったら……
　でも決めたしやるしかない！

・開業1カ月目【よっしゃー期】
　ほんとに開業できたー！　よっしゃー！

スタートアップメンバーと，一緒に頑張っていくぞ！

・開業 2 カ月目【いらいら期】
スタッフ数名なのに，全然バラバラじゃん……
患者さんもほぼいないのに，給料上げろとか，あの人と働きたくないとか，マジ
どうなってんのよ……

・開業 3 カ月目【いらいらいらいら期】
開始 2 カ月でスタートアップメンバー抜けるってどーゆーこと……
はあ……
睡眠時間が削られていくようになる．

・開業 4 カ月目【いらいらいらいらいらいら期】
あまり記憶なし．
スタッフの終業後，とりあえずソファで死ぬように仮眠．
その後残務を朝 5 時までやる．
その後ソファで死ぬように寝る．
シャワーに 3 日間くらい入れなかった．

・開業 5 カ月目【いらいらいらいらいらいらいらいら期】
睡眠不足，食欲低下．
6 kg 痩せる．
患者さんと話している間だけが癒やし．
患者さんも徐々に増え，1 人で 24 時間 365 日体制のキツさを身にしみて感じ
る．

・開業 6 カ月目【ホッと期】
ここで副院長の弟合流！
医師 2 人体制になり，ちょっとホッとする．

- 開業 7 カ月目【ん？期】
  弟との医学的な方針の違いなどが引っかかるようになる.
  でもオンコールが半分になって，めちゃラクに！

- 開業 8 カ月目【ちょっとよゆー期】
  弟との違いにも慣れてきて，だいぶ余裕ができる.
  この頃から太りだした. 笑

……とこんな感じで，8 カ月目以降は，あまり大きな変化はないかなあって感じです！

今ふりかえってみても開業直後は，医師 1 人で，スタッフも抜けたり，みんなバラバラだったり，ホントに大変な時期でした.

食欲湧かないくらいイライラしてました.

で，そんな僕の文句を毎日聞いてくれたのが奥さんです.

ほんとに助かりました……

聞いてくれる，わかってくれるってだけで，こんなに整理できるんだって改めて思いました.

今でも覚えてるのは，いつも通り僕が一通り文句を言った後に，「患者さんと，スタッフに優しく接していられたら，それでいいと思うよ」って言われたことです.

患者さんやスタッフの前では，院長としての態度が求められます. だけどそれは僕の中の一部をつかって演じている感じなので，結構気を遣ってました.

さらに，そこに連日オンコールでの睡眠不足や，食欲低下なども重なって，家ではずっとピリピリしてました.

そのときに「患者さんと，スタッフに優しく接していられたら，それでいいと思うよ」って言われて，「あ，なんか，このままじゃいかんな」「家でも自分を隠して優しくするってことは求めてないはずだわ」「こりゃー，日中にストレス解消してくしかないな」と思うことができました.

こういうのがあって，「いろいろイライラすんのは，半分は自分のせい！」「相手をきちんと見てあげて，適切に期待をしてあげることが大事！」ってことを学びまし

JCOPY 498-14816

た.
そうすると日中のイライラもだいぶ減り，そこで2人目の医師として弟も来てくれたので，めちゃラクになりました.

「人の数も大事だし，自分の思考の転換も大事だな」「これくらいストレスかからないと，この結論はでなかったな」と思い，今ではよかったと思っています.
あとは！　開業2年目が終わろうとしている現在思うことは，「自分の目が届く人数は，あんまり多くないかも！？」ってことです.

患者さんの数も200人を超えてきて，医師も常勤で4人いますので，僕が会ったことがない患者さんも増えてきました．患者さんの把握が全員分できなくなってきています.
それに，スタッフは今非常勤も含めると全員で19名ほどいます．これくらいいると，スタッフそれぞれと話す機会が極端に減ります.

特に，新型コロナウイルス感染症対策をしている状況では，懇親会や昼食中の会話もできない状況です．仕事中の必要最小限の会話しかできない状況になり，スタッフたちのストレスや，何を考えているのかの把握が，めちゃむずくなってきてます.
現時点で，僕だけでなく副院長の弟や，番頭という名前で，もう1人の弟もたまに顔を出してスタッフと面談してくれて，兄弟みんなでスタッフの状況把握をしている感じです.
新型コロナウイルス感染症対策の優先順位が高い現状では，状況を把握できるスタッフの数も少なくなってしまうな……10人以上は僕1人じゃ無理だな……と思っています.

開業2年たって思うことは，こんなところでしょうか.
2年間，風邪も引かず，1日も欠勤なく，働き続けられた体にも，感謝です．笑

そもそも，結構長いこの本をどうやって書いたか話します．

もともと開業準備の時に「開業日記」ってのを書いていたんです．この日に何が起きたとか，どんな業者と会ったとか，看護師さんが決まった！とか．その日記を元に，まとめたのが今回の本になります．

そもそも「開業日記」を書き始めたきっかけは「指導医に言われたから」です．それだけです．

僕は，医師4年目から6年目まで，藤田医科大学総合診療プログラムにいました．そのときに，開業医で外来のみ教えに来てくれている「開業医の大先輩」がいました．その指導医に「そういえば，最近開業準備してるんですよー」って言ったら「それ記録にとっとくと面白いかもねー．そのときの感情とかも書いておくといいよ」と言われました．「へー」と思って，とりあえず言われたとおりに書きはじめてみたってのが始まりです．

もともと，日記とかアルバムとか，何か記録に残る物は嫌いじゃなかったです．振り返ってみたりすると，けっこう楽しいですよね．それに，開業準備って，いろんな物事を同時並行してく感じです．

で，最終的には自分1人で状況把握して，決断していかないといけないんです．どうせメモをとったり，何かで進行状況管理したりすることになります．「じゃ，言われたとおり日記書いて，それで状況把握していこう！」と思いました．で，ちまちま書いてて，気づいてみたら，開業までにスライド1,970枚になってました！笑

書いてて思ったことは，
「毎日書くより，イベントごとにある程度まとめて書くとラク！」
「感情はその場で書かないと忘れる！」
「たまに見返すと，思い出みたいで楽しい！」
「日記が増えてくると，書き続けるモチベーション上がってくる！」

って感じでしょうか.

開業まで書き終えて今思うことは,
「書いててよかったー！」
「これだけの量を思い出して後から書くとかは無理だ……」
「開業前に, 僕もこういう『開業ちょい先輩』のまとめがあれば読みたかった
な……」
って感じですね.

僕にはめずらしく, 先輩の言うことを素直に聞いて書き始めたのが, 開業日記
でした. 笑
自分の振り返りとしてはとっても面白く, よい出来だと思います. この日記を,
世の中のためにさらに活用するとしたら拡散しかないです！笑
開業を目指す若手医師を, 少しでも応援できるとうれしいです！
若手の行動が, 世界を変えます！
みなさんのチャレンジを少しでも応援したいと思います！

行動しないとなにも進まないです！
失敗しても, 仲間がいて, 立ち止まらなければ大丈夫！
とにかく JUST DO IT！です！

こんなボクでも開業できました！

with コロナ時代の診療所経営

📢 Take Home Message

"自分が溺れていたら，他人は助けられない！"

新型コロナウイルス感染症が拡大しています．
開業して 1 年後くらいから，徐々に対策が必要な状況になってきました．
目に見えないウイルスへの対策ということで，不安が大きく影響する事態だと思っています．

こういう災害時の対応策は「迅速な神対応」が鉄板だと思っています．
なぜかというと，患者さんたちに安心を届けるには，まずはスタッフたちに安心して働いてもらわないといけないからです．
「自分が溺れていたら，他人は助けられない！」
これは，どこで初めて出会った言葉か忘れましたが，とっても大事な言葉と思います．

まずはスタッフに安心して出勤してもらうこと．もし何かあっても安心して休めること，これをとにかく考えました．
うちがやったのは「お休み期間，給与 100％補償」「有休は減りません」です．
対象は常勤も非常勤もです．自分の体調不良は当然 OK で，子供の幼稚園閉鎖で困ってしまった場合も OK としました．
なので「新型コロナウイルス感染症の影響で，出勤できない人」を対象としました．
症状も濃厚接触といわれていなくても僕の判断で対象としました．

まずは，新型コロナウイルス感染症の関連で，なにか少しでも不安なことや困った

ことがあれば給与 100％補償するから，安心して休んでください，というメッセージを伝えたかったです．
実際にこの制度で子供の幼稚園が 2 カ月閉鎖になったので，2 カ月間出勤なしで給与 100％補償したスタッフもいました．子供と安心して家で過ごせたと，とても感謝していただきました．その声を聞いて僕もよかったなあと思いました．

現在も，体調不良時は相談して，給与 100％補償とするかどうか判断しています．今後も続ける予定です．

患者さんたちに安心を届けるなら，まずはスタッフに安心してもらうこと．
これが，with コロナ時代の不安な状況では，とても大事かなと思っています．

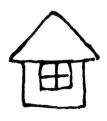

今後の野望

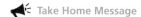 Take Home Message
"チャレンジを続けよう！"

いしぐろ在宅診療所を開業して2年経ち，まだまだ在宅医療を必要としている人がめちゃくちゃいる！と，よくわかりました．それに，僕たちが提供する在宅医療は，なかなかいい感じ！ということもわかりました．

ここからは，2択です．
- **現状維持**
- **チャレンジ継続**

この，どっちかです．

僕は，チャレンジ継続します！　まだまだ困っている人が多くいるので，その人たちに少しでも自宅で過ごすことができる選択肢を見せてあげたいです．
となると，分院展開となります．

まずは，隣の岡崎市へ展開します．現状ですでに岡崎市からは患者さんの紹介があり，当院から1時間ほどかけて訪問に行っている形なので，患者さんたちにより近い場所で拠点ができたら良いと思っています．
次は，名古屋に行くか愛知県の中堅の市に展開するかです．2院目は隣への展開でしたが，3院目はちょっと遠隔で考えています．ちょっと遠隔でうまく展開できれば，日本どこでも展開できるノウハウがたまってくるんじゃないかと思っています．

なので，その次は，日本全国で在宅医療がまだまだなくて困っている地域に展開していけたらよいなと思っています．

JCOPY 498-14816

展開の形式ですが，医療法人として分院を出す形もありですし，後輩が独立したければその支援をして，後輩の診療所として立ち上げ協力っていうのもやりたいです．

実際，僕が上司の大杉先生から応援してもらったように，開業したい若手医師のみなさんを，ぜひ応援したいと思っています！　みなさんがうまく開業していく姿を見るのは，僕がとてもうれしいし，楽しいと思うからです！
自分の責任で借金とかするのはちょっと怖ければ，うちの分院として院長をやってもらうことも，もちろん OK です．そこで「やっぱやってみよ！」と思い，クリニックを切り離してあげることも，できると思います．

みなさんがやりやすいように，うまく開業していけるように，サポートしていけたらおもしろいなと思います．僕が開業するときに，こういうサポートしてくれる先輩ほしかったからね．笑

全国展開できるようになったら，農業とかともコラボしてやっていきたいなあと思っています．たとえば，村の人たちが作った野菜とかをちょっと高く買い取って，その代金で診察をしてあげて，その野菜はスタッフみんなで分けるとか，なんかおもしろいかなあとか思ったりしています．でも，あんがい村の人のほうが，土地があるからお金持ってたりするんだろうか……
このへんは，調査もなにもしてなくて，妄想の話です．笑

で，日本での展開がうまくいったら，次は海外です．特に，東南アジア．
日本の後に高齢化の波がやってくる国の人たちに，日本ではこうやってたよっていうアドバイスをしていきたいと思っています．
国も文化も制度も違うところで，なにができるのか，なにもできないのか，新しいチャレンジができそうで，こういうのも楽しみです．

海外に展開できたら，その次は考えれてないです……
考えておかないとね……

一応このへんが，僕の今後の野望です！

おまけ

当院のカルテテンプレートを全部見せます！

当院は，医師が記載する「診療カルテ」と，同行スタッフが記載する「生活カルテ」があります．

「診療カルテ」は，病気のこと中心に先生に簡単に書いてもらいます．

「生活カルテ」はコストを拾いやすくすることと周辺環境の把握をしやすくするために使っています．

では下に貼り付けます！

- -

◇医師カルテ◇

【訪問診療】

　訪問医：

　時間：

　場所：

　S)

　本人：

　家族：

　多職種：

　O)

　意識レベル：

　表情：

　眼瞼・眼球結膜：貧血　黄疸

JCOPY 498-14816

口腔内： 乾燥

胸部： ラ音　心雑音

腹部： 平坦軟　圧痛

浮腫： 上肢　下肢

皮膚： 乾燥

A)

【主病名】（診断日：　）

予測予後（月単位 or 週単位 or 日単位）：

P)

■ 今回したこと

■ 次回すること

■ 置き薬

バイタルサイン

血圧　　　　/ mmHg

心拍数　　回 / 分

体温　　　℃

呼吸数　　回 / 分

動脈血酸素飽和度　　% RA

◆看護師カルテ◆

【訪問診療】

記載者：

記載日：

訪問時間：

場所：

主病名：

使用中デバイス

(IVH・尿カテ・HOT・呼吸器・ストマ等)

- HOT（●月から当院で算定）
- IVH（●月から当院で算定）

    カフティポンプ貸出元　⇒訪問薬局 or 当院
- 血糖測定　●回 / 日　（●月から当院で算定）

    血糖測定器貸出（番号：●）

    血糖測定針　●箱 / 月お渡し

    血糖測定チップ　●箱 / 月お渡し

    アルコール綿　適宜
- インスリン投与　●回 / 日　（●月から当院で算定）
- 尿カテ（サイズ：● Fr　交換頻度：●回 / 月）

    （初回の月の尿カテ交換回数：●回）
- ストマ　（●月から当院で算定）
- 呼吸器　（●月から当院で算定）
- 気切　　（●月から当院で算定）
- PEG（交換月：●月 / ●月）（●月から当院で算定）

本日の処置（採血・点滴・交換等）

：未確認

褥瘡（真皮を超えるか）

：未確認

服薬管理：飲み忘れ有無

直近の退院日：未確認

次回訪問日：

次回特別にやること：

<生活背景>

急変時 本人希望：

急変時 家族希望：

自宅看取り希望：

（最終確認 ●月●日）

自宅でしたいこと

本人の職業

本人の趣味

本人の出身地

その他の注意点（性格，禁忌ワードなど）

ADL（最終確認日：）

　　移動：　食事：　　更衣：

　　入浴：　排泄：

家族構成

　　同居：

　　別居：

　　主介護者：

　　TEL

　　キーパーソン：

　　TEL

訪問看護：

訪問薬局：●●薬局 ●●店

　　処方箋：FAX / メール

　　TEL：

　　FAX：

　　メールアドレス：

　　24 時間対応：可 / 不可

　　点滴対応：可 / 不可

訪問リハビリ：

ケアマネ：

　　TEL

在宅酸素事業所：

　　TEL

週間予定（訪問看護・訪問入浴・デイ等）

　　月

火
　水
　木
　金
　土
　日
#ショートステイ：
#導入担当スタッフ：
#紹介経緯
#紹介してきてくれた人
　　所属：
　　名前：
#最終のかかりつけ開業医（ご挨拶対象）
　：●●クリニック
#最終のかかりつけ病院（紹介元病院）
　●●病院　●●科　●●医師
　今後の外来通院（有 or 無）：
　今後の外来輸血（可 or 否）：
#患者宅電話，住所，外観，駐車場
　TEL：
　住所：

- -

こんな感じです！

看護師カルテは特にながーーーーいですが，コンセプトは，
「直近のカルテ見れば，全て把握できる！」です．
サマリを作るのも，更新頻度を考えるとビミョーだし，いろいろなタブをポチポチ
やって情報さがすのも，めんどいです．
なので長いけど，ここみれば夜中の往診の時でも把握できる！ってのを目指してま
す．

JCOPY 498-14816

医師カルテは医師が書き，看護師カルテは同行してくれる看護師が書きます．
長いですが，前回のをコピペし更新部分のみを更新していく感じなので，実際書く
ところはそんなに多くないです．

「とにかく，いろんなとこポチポチしなくていいので前回のカルテだけみておけば
オッケーです！」ってのは案外バイトの先生にも好評です．たぶん！笑
バイトの先生はとくに新しいカルテに慣れるまではストレスなので，バイトの先生
が初日でも情報把握できるように！と思って作ってます．

今のところ，いい感じかなーって思ってます．ちょっと長いけど，そのうち慣れま
すよ！笑
ご参考にしていただけると幸いです！

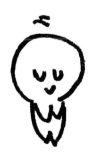

おわりに

31歳での開業を振り返る，良い機会を与えてくれた皆様に感謝致します．

医局なのに開業を応援し，まさかの銀行まで紹介してくれた大杉泰弘先生（藤田医科大学 総合診療プログラム責任者），開業日記を書くきっかけをくれた北山周先生（北山医院），医局の炊飯器で一緒にご飯食べた，とよち初期メンバーの俊ちゃん，ひらしー，てらぽん，近藤先輩，今井カルピス先生，河本先生，開業日記を見て，本にするきっかけをくれた松原知康先生（広島大学 脳神経内科），お忙しい中，快く見学の対応をして頂いた全国の在宅クリニックの先生方，日本語的にどうかと思う駄文を本にまで仕上げてくれた宮崎さん，笹形さん（中外医学社），僕の人生には絶対に欠かせない，修己，剛，桜子，杏奈，由奈，ポチ，ばばちゃま，みなさん，ありがとうございました！

こんなボクでも，皆様に助けて頂ければ，本が書けるんですねえ……
貴重な経験をさせて頂きました．

本当にありがとうございました．
今後も，本のネタになるような，楽しい人生にしていきたいと思います！

　　　　2021年　4回目の結婚記念日翌日
　　　　子供のおもちゃが散乱する自宅にて

　　　　　　　　　　　　　　　　　　　石黒謙一郎

著者略歴

石黒謙一郎（いしぐろ　けんいちろう）

2013 年　藤田保健衛生大学 卒業
荏原病院 初期研修医，藤田保健衛生大学 総合診療・家庭医療プログラム
専攻医となり 3 年間研修
2019 年　31 歳，医師 7 年目でいしぐろ在宅診療所をゼロから開業

こんなボクでも開業できました！　　　　　　　　　　　　　　　　　　ⓒ

発　行	2022 年 3 月 1 日　1 版 1 刷	
著　者	石 黒 謙 一 郎	
発行者	株式会社　**中 外 医 学 社**	
	代表取締役　**青 木　　滋**	
	〒 162-0805　東京都新宿区矢来町 62	
	電　話　　（03）3268-2701（代）	
	振替口座　　　00190-1-98814 番	

印刷・製本/横山印刷㈱　　　　　　　　　　　　　〈MM・YS〉
ISBN978-4-498-14816-1　　　　　　　　　　　Printed in Japan